GUIDE DE L'HOMME

DANS LES

MALADIES DES VOIES URINAIRES

ET DES ORGANES GÉNÉRATEURS

Soins à prendre en l'absence du médecin

TRAITEMENT PRÉSERVATIF ET CURATIF

PAR LE Dr E. CLÉMENT
de la Faculté de Paris

Prix : 1 franc

PARIS
CHEZ L'AUTEUR
…NTE A LA LIBRAIRIE DU LOUVRE
2, RUE DE MARENGO, 2

GUIDE

DE

L'HOMME

PARIS. — TYPOGRAPHIE LAHURE
rue de leurus, 9

GUIDE
DE
L'HOMME
DANS LES
MALADIES DES VOIES URINAIRES
ET DES ORGANES GÉNÉRATEURS

TRAITEMENT PRÉVENTIF ET CURATIF

PAR

Le Dr E. CLÉMENT
de la Faculté de Paris

PARIS
CHEZ L'AUTEUR

EN VENTE A LA LIBRAIRIE DU LOUVRE
2, RUE DE MARENGO, 2

1879

PRÉFACE

Nous devons prévenir que, nous conformant au titre de cet ouvrage, nous n'avons traité certains chapitres qu'au seul point de vue de l'*homme*; d'autres ont été passés sous silence, attendu qu'ils ont déjà trouvé place dans notre *Guide de la femme.* Nous renvoyons donc à ce dernier volume nos lecteurs qui voudront avoir des renseignements complets, persuadé qu'on nous pardonnera d'avoir agi ainsi, car, de la sorte, nous avons pu remplir plus largement, et sans ennui notre but d'utilité, c'est-à-dire que nous avons pu traiter avec une plus grande variété de détails différents chapitres, tels que, entre autres, celui de l'*Impuissance* et celui des *Fraudes.*

L'AUTEUR.

EXPLICATION DE LA PLANCHE.

1. Capsules surrénales.
2. Veine cave inférieure.
3. Les reins.
4. Artère aorte.
5. Uretères.
6. Vaisseaux spermatiques.
7. Paroi antérieure du ventre.
8. Coupe du sacrum.
9. Vessie.
10. Intestin rectum.
11. Surface articulaire de l'os pubis.
12. Paroi antérieure du ventre.
13. Vésicule séminale.
14. Corps de la verge.
15. Gland.
16. Testicule gauche.
17. Face interne et supérieure de la cuisse droite.
18. Face interne de la fesse droite.

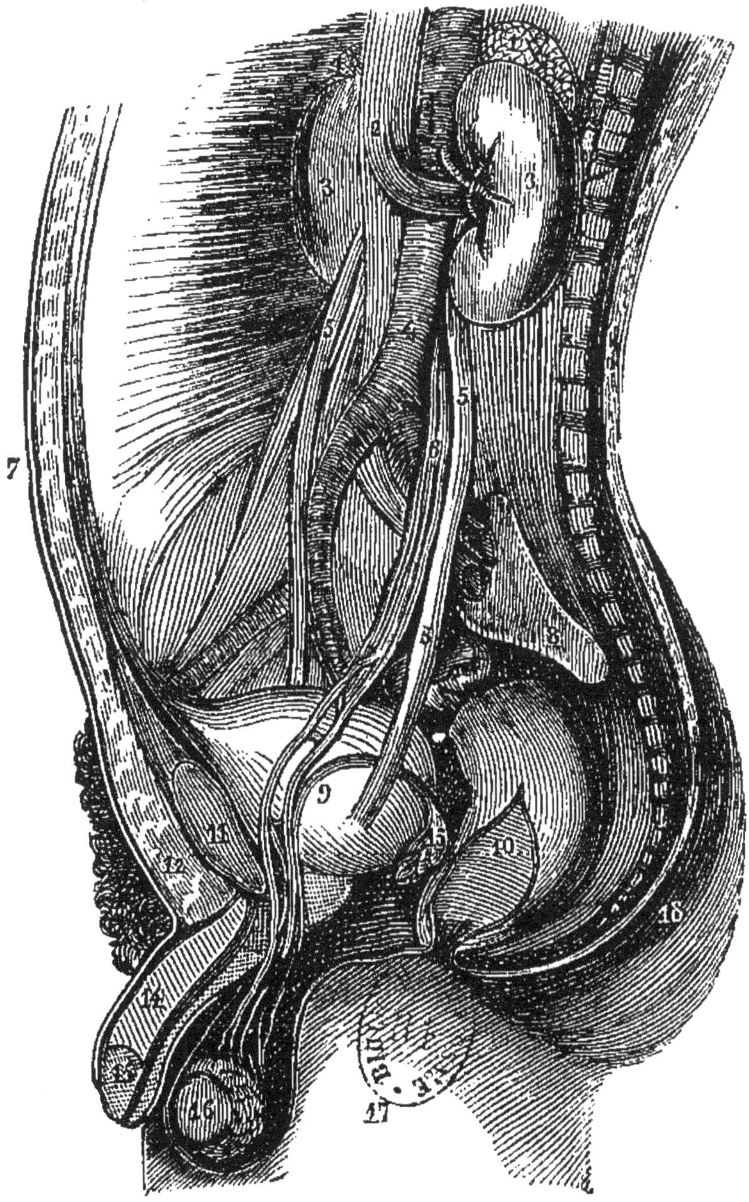

1
2
3
3
4
5
5
6
7
8
9
10
11
12
14
15
16
17
18

LA
SANTÉ CHEZ L'HOMME

DES MALADIES INHÉRENTES A SON SEXE
ET DE LEUR TRAITEMENT

CHAPITRE PREMIER

ORGANES GÉNITAUX

Les organes génitaux de l'homme sont constitués : 1° par un appareil d'élaboration et de sécrétion, les *testicules*, 2° par un appareil d'excrétion, composé des *conduits déférents*, des *vésicules séminales*, des *canaux éjaculateurs* et du *canal de l'urèthre* dont dépendent, pour l'accomplissement de la fonction génératrice, la *glande prostate*, les *glandes de Cowper*, et la *verge*.

§ I. — DES TESTICULES ET DE LEURS ENVELOPPES

Les enveloppes des testicules, communément désignées sous le nom de *bourses,* forment six couches superposées.

Les testicules sont deux organes glanduleux destinés à sécréter le sperme. Ils sont situés dans les bourses, et soutenus par leurs enveloppes et le cordon des vaisseaux spermatiques. Celui du côté gauche descend habituellement un peu plus bas que celui du côté droit. Leur consistance, assez grande chez les adultes, diminue beaucoup dans la vieillesse, à cause de l'état de vacuité des conduits séminifères. Leur forme est celle d'un ovoïde comprimé de droite à gauche ; leur direction est un peu oblique, de sorte qu'on peut leur considérer deux faces latérales et deux bords, l'un inférieur, incliné en avant, l'autre supérieur, tourné en arrière et recouvert par un corps appelé *épididyme.* Les dimensions des testicules sont : longueur, 5 centimètres et demi ; hauteur, 2 centimètres et demi ; épaisseur, 14 millimètres.

L'épididyme est un petit corps oblong, vermiforme, renflé à ses extrémités, qui est couché le long du bord supérieur du testicule Sa partie supérieure, ou sa *tête,* embrasse le testicule dont elle reçoit les vaisseaux afférents ; sa partie rétrécie ou *queue,* se recourbe en haut et se continue avec le canal déférent. L'épididyme n'est autre chose qu'un conduit simple, à parois d'autant plus épaisses qu'il se rapproche plus du canal déférent, et dont les replis ont environ 10 mètres de longueur.

§ II. — DES CONDUITS DÉFÉRENTS

Le conduit déférent est le canal excréteur du sperme. Ce canal est double comme le testicule lui-même.

Il est, par rapport au testicule, dans les voies spermatiques, l'analogue des uretères pour les reins dans les voies urinaires : c'est-à-dire que, tandis que l'urètre transmet dans la vessie l'urine sécrétée par les reins, le canal déférent transporte la liqueur fécondante du testicule, où elle est sécrétée, dans la vésicule correspondante qui lui sert de réservoir, et où elle s'élabore encore, jusqu'à ce qu'elle soit expulsée par l'éjaculation dans l'acte du coït. Il s'étend depuis la queue de l'épididyme jusqu'à la vésicule séminale, et fait partie du *cordon des vaisseaux spermatiques* ou *testiculaires*, qui est composé de l'artère spermatique et de la veine du même nom.

La structure du canal déférent est remarquable par l'épaisseur considérable de ses parois (1 à 2 millimètres) comparée à sa cavité, qui est capillaire.

§ III. — DES VÉSICULES SÉMINALES

Les vésicules séminales sont au sperme ce que la vessie est à l'urine, c'est-à-dire un réservoir temporaire.

Elles sont au nombre de deux, placées au-dessous de la vessie, au-dessus du rectum, derrière la prostate, et en dehors des conduits déférents. Elles sont irrégulièrement conoïdes, aplaties de haut en bas, bosselées à leur surface et d'une teinte grisâtre. Leur intérieur offre un assez grand nombre d'excavations profondes, séparées par des demi cloisons, et communiquant toutes ensemble. Elles contiennent un liquide brun-jaunâtre, épais, visqueux, bien différent du produit de l'éjaculation. Leur structure, sauf l'épaisseur moindre de la membrane externe, est la même que celle du canal déférent.

§ IV. — DES CONDUITS ÉJACULATEURS

Ces petits conduits sont formés par la réunion du conduit excréteur des vésicules séminales et du canal déférent. Ils sont au nombre de deux, sans aucune communication entre eux, bien que très-rapprochés. Chacun est long de 2 centimètres et demi environ.

§ V. — DU CANAL DE L'URÈTHRE

Le canal de l'urèthre, chez l'homme, sert à la fois à l'émission du sperme et de l'urine; il s'étend depuis le col de la vessie jusqu'à l'extrémité de la verge.

La longueur du canal de l'urèthre, chez l'adulte, est, en moyenne de 22 centimètres; mais les maladies peuvent augmenter considérablement cette dimension, et ce n'est pas chose rare que de rencontrer des vieillards chez lesquels le canal de l'urèthre a 30 à 32 centimètres de longueur.

On divise le canal de l'urèthre en trois portions :

1° La portion *spongieuse* ou *bulbeuse*,

2° La portion *membraneuse*,

3° La portion *prostatique*.

§ VI. — DE LA GLANDE PROSTATE

La *prostate* est un corps glanduleux, blanchâtre, situé au devant du col de la vessie; elle présente la forme d'un cône dont la base est dirigée en arrière, tandis que le sommet tronqué regarde en avant.

Le volume de la prostate offre de nombreuses variétés chez les différents sujets; ses dimensions moyennes sont les suivantes dans l'âge adulte : hauteur, 27 millimètres; largeur, 40 millimètres; longueur, 35 millimètres. Dans la vieillesse, la prostate peut atteindre un volume triple et quadruple de celui qu'elle offre dans l'état normal.

Cette glande est traversée par : 1° le canal de l'urèthre; 2° les conduits éjaculateurs; 3° et ses propres conduits excréteurs.

§ VII. — DES GLANDES DE COWPER ET DE LITTRÉ

On appelle *glandes de Cowper* deux petites glandes arrondies, de chaque côté desquelles part un conduit excréteur qui vient s'ouvrir sur les côtés de la portion spongieuse.

Les *glandes de Littré* sont de petites glandes en grappes dont les orifices siégent dans la portion musculeuse.

§ VIII. — DE LA VERGE OU PÉNIS

La *verge* ou *pénis*, est un corps allongé, cylindrique, érectile, et qui sert à l'excrétion du sperme et de l'urine. Elle est formée par les *corps caverneux*, siége principal de l'érection, par l'*urèthre* et par le *gland* qui termine ce canal. Elle est recouverte par la *peau*, et soutenue par un *ligament suspenseur*.

Vers l'extrémité antérieure de l'organe, la peau se réfléchit sur elle-même jusque derrière la base du gland, en devenant plus rouge, plus mince, et elle forme le *prépuce*.

CHAPITRE II

CIRCONSTANCES DIVERSES QUI INFLUENT SUR LE DÉVELOPPEMENT ET L'EXERCICE DE LA GÉNÉRATION

Ces circonstances sont de deux sortes : 1° celles qui sont inhérentes à l'individu ; 2° celles qui sont en dehors de lui. Nous allons les examiner dans cet ordre, et pour ce, nous servir de l'excellent ouvrage du docteur F. Roubaud, *Traité de l'impuissance et de la stérilité.*

§ I. — CIRCONSTANCES INHÉRENTES A L'INDIVIDU

Les principales de ces circonstances sont l'âge, la constitution, le tempérament, les passions, les habitudes, le régime, les professions et les travaux.

Age. — La vraie maturité procréatrice est l'époque où l'individu, parvenu au point de pouvoir se conserver lui-même, devient apte à concourir au maintien de l'espèce.

Cette époque n'est pas celle de la puberté. Une fonction surtout, la génération, n'acquiert pas toute son énergie au moment de son apparition ; il faut que la puissance existe pendant quelque temps sans entrer en exercice, pour qu'elle puisse se développer parfaitement, déployer en entier ses effets, et se répandre sur tout l'ensemble de l'organisme.

Aussi voyons-nous les enfants dont les parents sont trop jeunes, la mère surtout, avoir rarement une complexion robuste Comme toutes les autres, la faculté procréatrice s'accroît jusqu'à un certain point par l'exercice, et l'on a remarqué que les produits d'une conception trop hâtive sont fréquemment d'une constitution plus frêle et plus délicate, toutes choses égales d'ailleurs, que ceux qui correspondent au milieu de la vie procréatrice; on a également noté que le premier accouchement a ordinairement lieu avant l'expiration complète du temps de la grossesse. Enfin les glandes mammaires participent aussi à cette inertie de l'appareil génital, et sécrètent beaucoup moins de lait qu'à une époque ultérieure de la vie utérine.

Lorsque la puissance a suffisamment accru l'énergie de la fonction génitale, l'homme et la femme deviennent nubiles; c'est alors que les organes dans toute leur force accomplissent la génération sans péril pour l'individu et sans dommage pour l'espèce. La nubilité, qu'il faut avoir soin de distinguer de la puberté, commence à vingt ans pour les femmes, et à vingt-quatre ans pour les hommes; l'usage la recule même presque toujours de quelques années, et les législations ont varié à l'infini pour la fixation de l'époque du mariage.

Constitution, tempérament. — La constitution exprime le degré de développement et d'activité des organes : les individus dont toutes les fonctions s'exécutent non-seulement avec régularité, mais encore avec énergie, sont les plus aptes à la copulation et à la fécondation ; les constitutions faibles, cacochymes, retentissent profondément sur la génération.

Au point de vue génital, plus encore que sous tout autre rapport, le tempérament joue un rôle de la plus haute importance. Ainsi la mollesse des tissus et l'inertie des fonctions qui caractérisent le tempérament lymphatique, sont peu compatibles avec les ardeurs de l'amour. Au contraire, l'homme bilieux a un tempérament si chaud et si amoureux, qu'il aura beau avoir la vertu des personnes les plus saintes, dit Venette, sa nature lui donnera toujours une pente à l'amour des femmes.

Facultés morales, passions. — Plus que toute autre partie de l'organisme, l'appareil génital subit l'influence du moral. En ce qui concerne les facultés intellectuelles, l'étendue de l'esprit et l'ardeur de l'imagination agissent plus vivement sur le sens génital que les intelligences bornées et paresseuses. Malheureusement les travaux abstraits et les méditations auxquels cette classe d'hommes est soumise, surtout les savants, diminuent beaucoup l'heureuse influence de leur esprit, et frappent quelquefois même leurs organes d'impuissance et de stérilité.

Les passions, qui ne sont que les facultés de l'âme surexcitées, agissent dans le même sens que les facultés auxquelles elles répondent, mais avec plus d'énergie et de vivacité.

Habitudes. — Le plus généralement, l'uniformité des rapports engendre la satiété ; quelquefois cependant l'habitude copulatrice produit un effet diamétralement opposé. En voici un exemple donné par le docteur Roubaud.

Marié à vingt-deux ans à une femme qu'il aimait profondément, M. X... devint veuf à l'âge de trente-sept ans, sans jamais avoir éprouvé aucune défaillance dans ses fonctions génitales et sans avoir jamais déserté la couche conjugale. La mort, en frappant sa femme, sembla avoir glacé ses organes génitaux, et, malgré des désirs réels, il ne put, à partir de son veuvage, obtenir une érection suffisante pour le coït. C'est alors qu'il vint me consulter, et qu'il m'avoua qu'il n'obtenait qu'une demi-érection qu'auprès des femmes qui, par leur tournure, la couleur de leurs cheveux et la forme de leur taille, lui rappelaient le mieux son épouse ; de plus, ces demiérections n'étaient possibles qu'au lit et que lorsque la femme était dans le simple appareil de la couche maritale. Mais l'illusion du malheureux ne pouvait aller plus loin, à cause de l'absence de ces mille petits riens qui, tous les jours répétés, engendrent l'habitude ; l'érection s'arrêtait aussi, et le coït devenait impossible.

L'impuissance de ce malade tenait bien évidemment à la cause que je signale, continue le docteur Roubaud, car après une année laborieusement employée à oublier le souvenir de sa femme, M. X... recouvra toute sa virilité, ayant toutefois conservé une préférence très-marquée pour les personnes du sexe qui, par leurs qualités physiques, lui rappelaient le plus servilement son épouse.

Régime. — Nous dirons simplement que tout ce qui tend à établir la prédominance du système nerveux sur les autres parties de l'organisme, et à diminuer l'influence du système lymphatique, doit être considéré comme essentiellement favorable à l'exercice de la génération. Pourtant il faut que cette prédominance du système nerveux soit enfermée dans de certaines bornes.

Profession, travaux. — Les professions se partagent en deux grandes classes : 1° celles qui n'exigent que les forces purement corporelles, et que l'on appelle métiers ; 2° celles qui réclament l'intervention de l'intelligence, et que l'on nomme professions. Les premières favorisent plus que les secondes l'acte vénérien ; cependant les tailleurs, les bottiers, etc., renfermés presque toujours dans des pièces sans air et sans lumière, les ouvriers des manufactures, arrivent vite à une dégradation physique et morale à laquelle participe la fonction génératrice.

Les professions libérales ou celles qui exigent l'intervention de l'intelligence sont éminemment favorables à l'acte de la génération. Cette influence est encore plus marquée pour les professions qui s'adressent plus spécialement à l'âme, comme tous les beaux-arts en général. Cependant, il est à remarquer que tous les grands artistes et les grands poëtes ont eu fort peu d'enfants, et cette observation n'a pas échappé à Destouches qui la consigne ainsi dans son *Philosophe marié :*

On dit qu'on n'a jamais tous les dons à la fois,
Et que les grands esprits, d'ailleurs très-estimables,
Ont fort peu de talent pour former leurs semblables.

§ II. — CIRCONSTANCES ÉTRANGÈRES A L'INDIVIDU

Parmi ces causes, nous citerons les climats, les saisons, les années, le jour, la nuit, dans les considérations desquelles seront compris le froid, le chaud, l'humidité, la latitude, la position géographique, etc.

Climats. — L'empire des climats chauds sur la précocité du développement et sur l'énergie du sens génésique est incontestable, et l'influence contraire des pays froids est également mise hors de doute par toutes les relations des voyageurs.

Selon Niébuhr, Volney et autres, rien n'est plus commun dans le Levant que de rencontrer des hommes de trente ans atteints d'impuissance. « C'est la maladie, dit Volney, pour laquelle les Orientaux consultent davantage les Européens, en leur demandant du *Madjoun*, c'est-à-dire des pilules aphrodisiaques. »

Saisons. — D'après ce qui précède, on pourrait croire que la saison la plus chaude de l'année doit être la plus favorable à l'exercice de la génération ; et pourtant l'influence du printemps, à toutes les zones, est de beaucoup supérieure à celle de l'été. L'homme est donc ainsi assujetti, jusqu'à un certain point, à une sorte de rut périodique dont le retour a lieu, chaque année, au printemps.

Mais de même que le rut cesse d'être périodiquement marqué chez les animaux qui, de l'état sauvage, passent à celui de domesticité, de même l'influence du printemps est moins manifeste chez les habitants des villes, et surtout des capitales, que chez les populations des campagnes. Chez les premiers, en effet, mille causes tiennent sans cesse en éveil le sens génital, sans parler du *climat artificiel* que la civilisation leur apprend à se faire, et qui rend compte du *maximum* de conceptions que présentent en Suède, en Finlande, à Saint-Pétersbourg, les mois de décembre et de janvier, les plus froids sans contredit de toute l'année.

Années. — Pythagore, en proclamant la doctrine des nombres, donna naissance aux *années climatériques*, qui apportaient des changements dans le tempérament, les maladies, la fortune, etc. Il est superflu de discuter l'inanité de pareilles assertions ; disons simplement que la fécondité de l'espèce humaine est très-considérable pendant les années qui suivent une disette, une famine, une épidémie, et qu'au contraire elle diminue considérablement pendant ces époques de calamité publique. Selon M. Villermé, le jeûne pendant le carême produit le même résultat.

Le jour; la nuit. — Le coït exercé le soir produit une agitation générale, une exaltation des facultés intellectuelles; après la veille, l'économie réclame le repos et non une nouvelle fatigue.

Le coït exercé le matin, après une nuit de sommeil et de repos, n'est pas précédé de ces violents désirs qu'engendrent les excitations de la veille, mais il est accompagné d'une volupté qui, quoique moins délirante, porte la satisfaction et le bien-être dans toutes les parties de notre être.

CHAPITRE III

MALADIES DES VOIES URINAIRES ET DES ORGANES DE LA GÉNÉRATION

Le cadre de cet ouvrage ne nous permettant pas de traiter de toutes les affections des organes génito-urinaires, nous passerons seulement en revue :

1° La *blennorrhagie;*

2° Les *rétrécissements et leurs complications;*

3° Les maladies des *reins* (gravelle);

4° Les maladies de la *vessie* (pierre);

5° Les maladies de la *prostate;*

6° Les maladies des *testicules.*

§ I. — BLENNORRHAGIE

La blennorrhagie, appelée aussi *échauffement, chaude-pisse,* affecte habituellement la membrane muqueuse qui tapisse le canal de l'urèthre depuis le méat urinaire jusqu'au col de la vessie.

Tous les agents extérieurs portés accidentellement sur la membrane muqueuse, les sondes, les calculs engagés dans le canal, l'introduction d'autres corps étrangers, la masturbation, les excès dans les plaisirs conjugaux, sont des causes de blennhorragie.

Les injections, dans le canal, de substances âcres, irritantes, les flueurs blanches, le coït avec une femme dont les règles sont sur leur déclin, les climats chauds, des mets trop épicés ou salés, les scrofules, la goutte, le rhumatisme, etc., sont autant de causes d'écoulement.

Les *symptômes* de la blennorrhagie ne se développent pas toujours immédiatement après la cause qui la détermine. L'espace de temps qui s'écoule entre la cause et l'apparition des premiers symptômes porte le nom de *période d'incubation*. Cette période varie du deuxième au huitième jour. Dans certains cas, la maladie paraît quelques heures après l'injection.

La blennhorragie s'annonce par une légère démangeaison à l'orifice du canal de l'urèthre, et une tendance inaccoutumée aux érections. L'urine paraît plus chaude, le besoin de l'expulser devient plus fréquent, le méat urinaire est plus humide, et, en pressant l'extrémité du canal, on peut en faire sortir une petite sécrétion incolore, filante, qui, dès le second jour, devient plus abondante. Du deuxième au huitième, dixième et même quinzième jour, augmentation de douleur et de la sécrétion ;

souffrances pendant la défécation, la marche, les froissements ; sensation de pesanteur dans les testicules ; élancements passagers dans les aines. L'urine détermine alors par son passage une sensation tellement forte de brûlure, que les malades retardent le plus qu'ils peuvent le moment de la miction.

Au début de la blennorrhagie, le *siége du mal* est à la partie inférieure du canal ; mais l'inflammation gagnant de proche en proche peut occuper bientôt toute l'étendue du canal de l'urèthre. Quelquefois elle ne s'arrête pas au col de la vessie et à la glande prostate : elle envahit le réservoir de l'urine, et est susceptible de remonter jusqu'aux reins, ou de descendre dans les testicules, et, comme on le dit vulgairement, de *tomber dans les bourses*.

La blennorrhagie dure habituellement, de 20 à 25 jours, pour une forme légère, de 30 à 40 et même 50 jours, pour les formes suraiguës. La dernière période se prolonge quelquefois ; cela tient à ce que les malades, une fois débarrassés des douleurs et de l'incommodité de l'écoulement, ne s'astreignent plus aux exigences du traitement.

Cette affection, peu grave au début, peut devenir sérieuse plus tard en se compliquant d'*adénites* ou *bubons* (*inflammation des ganglions du pli de l'aine*), de rétention d'urine, d'abcès, d'hémorrhagie par suite de rupture du canal, d'inflammation de la prostate, de la verge, du testicule, etc.

Traitement de la blennorrhagie. — Le traitement qu'on doit opposer à la blennorrhagie varie suivant les différentes périodes de la maladie, et suivant qu'elle est à l'*état aigu* ou à l'*état chronique.*

Les *injections au nitrate d'argent à haute dose* sont toujours dangereuses: l'emploi de moyens internes et d'injections inoffensives peut arrêter court des blennorrhagies qui ont débuté depuis deux et trois jours, mais, passé ce temps, l'inflammation s'est développée, et il faut, selon l'expression vulgaire, *laisser couler ;* le médecin surveillera simplement cette *période d'inflammation,* pendant laquelle il défendra toute espèce d'injection, même émolliente, et se hâtera de gagner la *période du déclin*, pendant laquelle il pourra sans inconvénient faire cesser tout de suite l'écoulement. Pour cet effet, le *baume de copahu,* la *térébenthine,* le *poivre cubèbe,* le *ratanhia,* l'*alun,* le *fer* et leurs préparations, seuls ou combinés entre eux, forment la base des meilleurs remèdes.

Quand l'inflammation est chronique, elle est presque toujours localisée sur un point limité, qu'on peut constater: fréquemment aussi, ces écoulements sont entretenus par un rétrécissement, le boursouflement d'une partie plus ou moins étendue de la membrane muqueuse, ou l'engorgement d'un ou plusieurs follicules, etc. Il s'agira donc, avant d'entreprendre un traitement efficace, de savoir d'abord à quelle cause on doit rapporter la persistance de l'écoulement.

§ II. — RÉTRÉCISSEMENT ET COMPLICATIONS

On appelle ***rétrécissement*** du canal de l'urèthre, une diminution du calibre de ce conduit, résultant d'un état morbide des tissus qui constituent les parois.

Les causes des rétrécissements de l'urèthre sont multiples : nous dirons simplement que la blennorrhagie en est la cause la plus commune.

Une classification ancienne admettait trois sortes de rétrécissements : *organique, inflammatoire* et *spasmodique*. Sir Henry Thompson n'admet que le rétrécissement organique qu'il définit ainsi : *Un dépôt, autour d'un point quelconque du canal, de lymphe plastique qui rend celui-ci incapable de s'ouvrir convenablement pour le passage de l'urine et rapetisse d'autant le courant.*

Le rétrécissement inflammatoire, continue-t-il, n'est autre chose qu'une inflammation temporaire, locale, d'une partie du canal qu'elle rapetisse tant qu'elle dure. Cette dénomination pourrait donc convenir à l'inflammation d'autres organes.

Quant au rétrécissement spasmodique, voici ses propres paroles :

« Voulez-vous savoir le fond de ma pensée sur le rétrécissement spasmodique? Je n'y vois qu'un prétexte commode pour excuser l'insuccès du manuel opératoire, *qu'un véritable refuge d'incapacité*. Quand vous échouez à passer le cathéter et que les difficultés du cas vous font une nécessité de renoncer à de nouvelles tentatives, c'est pour vous, docteur, un argument très-commode, quoique pas nouveau, d'accuser le *spasme*. En fait, la croyance au spasme n'est qu'un *baume flatteur* sur l'âme du médecin. *Il y a maintenant un spasme dans les muscles, a-t-on coutume de dire, la prudence nous commande pour le moment de ne pas insister*. Et, à force de se dire ces choses-là, on finit par les croire. Quant à moi, je pense que le spasme n'existe pas, ou du moins qu'il n'apparaît que très-rarement ; en tout cas, qu'il ne suffit jamais à rendre impossible le passage de la sonde. Le spasme peut à la rigueur empêcher l'urine de sortir, je ne sache pas qu'il ait jamais empêché un instrument d'entrer. La plupart du temps, la faute est à la main, non au spasme. Toutefois, je le reconnais, l'excuse est commode, et sa légitimité apparente en fait pour le malade la meilleure des explications quand l'instrument ne passe pas. »

Les symptômes des rétrécissements sont :

1° *Suintement uréthral*;

2° *Changement dans le jet de l'urine*;

3° *Fréquence des besoins d'uriner*;

4° *Efforts pour uriner*;

5° *Douleur en urinant*;

6° *Douleur pendant le coït*;

7° *Incontinence d'urine*;

8° *Rétention d'urine*;

9° *Modifications du liquide urinaire.*

Les rétrécissements sont souvent accompagnés de complications qui frappent le système urinaire, les organes génitaux et l'appareil de la digestion.

Voici quelques-unes de ces complications :

SYSTÈME URINAIRE

1° *Catarrhe aigu* ou *chronique de la vessie;*
2° *Hypertrophie de la vessie ;*
3° *Inflammation et suppuration des reins ;*
4° *Fistules ;*
5° *Gravelle, etc.*

ORGANES GÉNITAUX

1° *Engorgement de la prostate ;*
2° *Engorgement des testicules et des conduits déférents ;*
3° *Pertes séminales;*
4° *Impuissance,* etc.;

APPAREIL DE LA DIGESTION

1° *Hernies ;*
2° *Chute du rectum ;*
3° *Troubles de la digestion.*

Dans son *Traité pratique des maladies des voies urinaires,* le docteur Jozan expose un traitement médical pour les rétrécissements : sir Henry Thompson, dont l'autorité en pareille matière est incontestable, ouvre un avis tout opposé. Comme nous n'avons pas à entrer dans le domaine de la chirurgie, nous terminerons là ce paragraphe.

§ III. — MALADIES DES REINS (GRAVELLE)

Nous nous bornerons à quelques considérations générales sur l'inflammation des reins et sur diverses manifestations qui ont pour siége l'appareil urinaire; puis nous traiterons la *gravelle* d'une façon un peu plus étendue.

Inflammations des reins — L'inflammation des reins, ou *néphrite*, reconnaît les causes les plus diverses : elle parcourt tous les degrés de l'inflammation, depuis la congestion jusqu'à la fonte purulente des glandes qu'elle atteint.

C'est une affection qui se caractérise anatomiquement par l'augmentation de volume des reins ; les symptômes extérieurs sont obscurs tout d'abord, jusqu'à ce que des troubles dans l'urine viennent éclairer la source des douleurs. C'est à ce moment que se produit cette sécrétion anormale de l'albumine, appelée autrefois *maladie de Bright.*

Quand la néphrite est aiguë, sa durée est d'une quinzaine de jours, mais quand elle est chronique, elle peut se prolonger durant un temps assez long, et se terminer par les terribles accidents de la *résorption urineuse,* attribués à la présence de l'urée dans le sang.

Sécrétion de l'albumine. — Nous savons que les reins doivent être considérés comme des *filtres physiologiques* (voy. *Guide de la femme,* 2e partie, chap. I et II), à l'aide desquels s'opère la séparation du sang et de l'urine. Or, l'albumine passera si le liquide qui la fournit, le *sang,* est lui-même altéré; elle se produira, en outre, si le sang normal circule dans un *rein altéré ou malade;* et mieux encore si, outre l'*altération du rein,* le sang est lui-même modifié.

On retrouvera donc de l'albumine dans l'urine alors qu'il existera des *lésions de gros vaisseaux,* des *maladies du cœur,* une *grossesse,* la *scarlatine,* la *variole,* la *suette,* la *fièvre jaune,* le *croup,* le *typhus,* le *choléra, certains empoisonnements,* etc.

Sous l'influence de ces maladies, les matières albumineuses prédominent dans le sang, et le rein, servant à filtrer ce sang altéré, ne tardera pas à se congestionner, à s'enflammer, et à présenter ensuite ces lésions variées qui constituent cette grave affection connue sous le nom de *néphrite albumineuse.*

Sécrétion du sucre. — On appelle cette maladie *diabète* ou *glycosurie.*

La sécrétion du sucre, qui est une fonction normale du

foie, peut se faire anormalement aux dépens de nos tissus et de nos organes qui contiennent tous certaines matières que le foie transforme en *glycose* (sucre de raisin). La glycose, ainsi formée, est transportée par les veines jusque dans les capillaires du poumon ; là, elle sert probablement de combustible à la mystérieuse comburation qui constitue l'état respiratoire ; mais si, par l'intervention de diverses causes, cet élément n'est pas brûlé ou détruit, il est alors éliminé par l'urine, et le malade est atteint de diabète.

Outre la présence du sucre dans l'urine, les principaux symptômes du diabète sont : l'amaigrissement, la faim et la soif exagérées, l'émission considérable de l'urine, des troubles nerveux des organes des sens, et en particulier de la vision.

Nous empruntons au docteur Jozan le traitement de cette maladie :

1° Proscrire d'une manière absolue tous les aliments féculents, tels que pain, sucre, riz, pommes de terre, haricots, lentilles, patates, lait, etc.

On n'emploiera que le *pain de gluten.*

2° Se nourrir surtout de viandes, poissons, légumes non farineux, chicorée, épinards, laitue cuite, salades.

3° Boire de l'eau de Vichy en mangeant ; le vin, l'eau-de-vie, le café noir, *sans sucre,* sont permis.

4° Tous les quatre jours, prendre un grand bain tiède, de 40 minutes de durée, dans lequel on ajoutera 500 grammes de sous-carbonate de soude.

Le malade se frictionne toute la surface de la peau, avec les mains, ou une brosse dure, pendant toute la durée du bain.

5° Beaucoup d'exercice à pied, en plein air, chaque jour.

Faire analyser son urine tous les quinze jours, et après guérison, observer sévèrement son régime.

Nous ne ferons que mentionner la *polyurie*, affection dans laquelle un homme peut rendre quotidiennement de 12 à 38 litres d'urine ; l'*hématurie*, ou pissement de sang, l'*urémie*, ou fièvre urineuse : la *pyélite*, ou inflammation des uretères, et nous aborderons immédiatement la *gravelle.*

Gravelle. — On désigne sous le nom de *gravelle* une maladie dans laquelle des concrétions pierreuses, appelées *sables*, *gravelle*, *graviers*, *calculs*, de forme, de couleur, de volume, de composition chimique variés, prennent naissance dans les voies urinaires, et sont expulsées avec l'urine.

Cette affection est, en général, le *premier degré des maladies calculeuses* des voies urinaires. En effet, le gravier devient *calcul* chaque fois qu'il ne peut plus être exonéré par la *miction* (action d'uriner). On le voit aussi fréquemment coïncider avec la *goutte* et le *rhumatisme*.

Ces *pétrifications* appartiennent à l'histoire de la gravelle tant qu'elles ne dépassent pas le *volume d'un gros pois*. Au delà, elles rentrent dans la catégorie de la *pierre*. C'est assez dire que cette distinction est tout arbitraire.

En effet, la pierre et la gravelle ne sont que les différents degrés d'une même affection, et tout ce que nous dirons de cette dernière maladie s'appliquera à la première.

Les causes de la gravelle sont très-nombreuses ; nous en citerons quelques-unes :

La *faiblesse et la paralysie de la vessie ;*
L'*engorgement de la prostate ;*
Les *rétrécissements du canal de l'urèthre ;*
L'*habitude de garder longtemps les urines ;*
Le *repos, le séjour prolongé au lit ;*
L'*usage habituel d'une nourriture succulente ;*
L'*oseille, les tomates, la salade ;*
Les *liqueurs spiritueuses*, etc., etc.

Certaines personnes rendent des graviers dans leur urine quand elles éprouvent de *vives contrariétés*, ou qu'elles se livrent habituellement à l'*exercice du cheval*.

Les graviers présentent de nombreuses différences, relatives à leur *couleur*, leur *volume*, leur *nombre*, leur *forme*, leur *consistance*, leur *situation* et leur *composition chimique*.

Symptômes de la gravelle. — Le premier effet de la présence du sable, des graviers dans les voies urinaires, dans les reins surtout, est une sensation d'engourdissement, de fourmillement, de faiblesse ou de douleur dans les reins. Cette douleur contourne la hanche, vient gagner le pli de l'aine, et aboutir à la vessie, aux testicules ou à la verge. Les envies d'uriner sont plus fréquentes, le gland devient le siége d'une sensation de démangeaison fort désagréable.

Pour être chassés au dehors, le sable ou les graviers formés dans les reins, traversent successivement toute la longueur des voies urinaires et déterminent, dans chaque partie de l'appareil, une sensation spéciale qui permet souvent aux malades d'indiquer eux-mêmes le trajet du corps étranger.

Tant que la gravelle reste à l'état de sable ou de gravier, elle n'a d'autres conséquences que de causer par moments de vives douleurs ; mais, malgré l'évacuation quotidienne, un gravier devient souvent le *noyau* ou *centre d'une pierre*, dont le volume s'accroît de jour en jour. Si l'urine est alcaline, la pierre est friable ; si l'urine est acide, la pierre est excessivement dure.

Traitement. — Il s'agit d'abord de faire cesser les souffrances, puis d'en prévenir le retour.

1° On fait cesser les douleurs que détermine la présence des graviers dans les voies urinaires par l'usage de grands bains ou de bains de siége émollients, alcalins, gélatineux ou narcotiques ; de cataplasmes, de frictions sur les lombes et le bas-ventre, avec l'huile d'amandes douces, de camomille camphrée, le baume tranquille ou des pommades de belladone et de jusquiame, et par des lavements émollients et narcotiques.

Pendant la crise, le malade ne boira pas beaucoup, et ne prendra que de petites gorgées d'infusions légères de fleurs de tilleul, de camomille et de feuilles d'oranger. Aussitôt que les douleurs seront apaisées, il boira beaucoup de tisane émolliente, pour adoucir les qualités naturellement irritantes de l'urine, tenter de dissoudre le gravier et l'entrainer mécaniquement hors des voies urinaires. On peut également faciliter l'action dissolvante de ces boissons en y ajoutant des substances salines qui activent la sécrétion urinaire, comme le sel de nitre, l'acétate de potasse, etc.

2° Dès que le malade ne sera plus sous l'influence des souffrances, il devra suivre un régime hygiénique sévère, car sa guérison n'est jamais radicale. Voici les principales prescriptions qu'il aura à observer :

Ne pas trop manger à la fois, et éviter les aliments succulents.

Boire beaucoup de boissons aqueuses pour délayer l'urine.

S'interdire les boissons alcooliques et les liqueurs, les fruits, les salaisons, les épices, les acides, les viandes noires, le gibier, la chair des gros poissons, la salade, l'oscille et les tomates.

Faire usage d'autres légumes, surtout de farineux, mêlés en proportion convenable avec la viande.

§ IV. — MALADIES DE LA VESSIE (PIERRE)

Nous ne pouvons nous occuper de toutes les maladies de la vessie; plusieurs volumes n'y suffiraient pas; nous ne traiterons donc que des affections les plus ordinaires de cet organe.

Nous mentionnerons seulement les *névralgies du col de la vessie*, la *paralysie de la vessie*, la *cystite*, ou *inflammation aiguë de la vessie*, et les *déformations* de cet organe; nous dirons quelques mots spécialement de la *pierre*, et du *catarrhe vésical*, ou *inflammation chronique de la vessie*.

Pierre, ou calculs dans la vessie. — Les *causes* de la pierre sont celles que nous avons indiquées en parlant de la gravelle; mais la *gravelle* elle-même, et l'*inflammation chronique* des voies urinaires, amenant la formation du *catarrhe*, favorisent surtout le développement des calculs; aussi, le catarrhe de vessie étant plus fréquent chez les vieillards, c'est chez eux qu'on rencontre le plus souvent la pierre.

Comme la gravelle, la pierre peut exister dans les différentes parties de l'appareil urinaire.

Le volume des calculs est très-variable; on en trouve qui pèsent depuis 2 grammes jusqu'à 650 grammes. Quelques-uns sont très-légers et friables, d'autres sont très-lourds et très-durs. La présence des calculs est trahie à peu près par les mêmes symptômes que la présence de la gravelle, mais elle irrite tellement la membrane muqueuse, que le catarrhe ne tarde pas ordinairement à se déclarer ; quelquefois même cette irritation, en se propageant, peut gagner les testicules et amener leur engorgement.

Malgré ces symptômes, la sonde seule prouve d'*une manière irréfragable* l'existence d'un corps étranger, et permet de reconnaître ses dimensions, sa consistance, etc.

Traitement. — La pierre, une fois formée dans la vessie, ne se dissout jamais d'elle-même : il faut absolument que la science vienne au secours du malade.

Autrefois on ne connaissait que la *taille*, opération qui consistait à pénétrer dans la vessie pour en retirer le corps étranger, soit par le bas-ventre, soit par le périnée.

Aujourd'hui on va à la recherche de la pierre dans la vessie, par les voies naturelles ; on la broie, on la fragmente dans cette cavité, et on facilite l'évacuation des débris. Cette opération s'appelle *lithotritie*, et comporte plusieurs méthodes.

Catarrhe de la vessie. — Cette affection consiste dans une inflammation de la membrane muqueuse qui tapisse l'intérieur de la vessie, avec sécrétion plus ou moins abondante de mucosités glaireuses, et quelquefois de pus.

Nombre de causes très-variées peuvent produire le

catarrhe chronique de la vessie. L'âge avancé est une cause prédisposante, par suite de l'affaiblissement et de la paresse naturelle de cet organe chez les vieillards; affaiblissement d'où résultent l'évacuation incomplète de la vessie, et la stagnation de l'urine dans son réservoir. Or, nous savons que le séjour trop prolongé de ce liquide devient peu à peu un irritant pour la vessie, et produit la sécrétion catarrhale.

Les hommes de cabinet, les joueurs surtout, sont souvent affectés de catarrhe de vessie, parce qu'absorbés par le travail ou la passion du jeu, ils passent des journées, des nuits entières, devant leur bureau ou le tapis vert, sans songer à satisfaire le besoin d'uriner qui les aiguillonne de temps à autre.

Le catarrhe de vessie peut être *héréditaire*, ou provenir du séjour dans des *pays* ou des *habitations humides*, des *inflammations* des organes voisins se propageant par contiguïté, de la *présence d'un corps étranger* dans la vessie, de la *suppression* brusque d'une *dartre*, d'un *rhumatisme*, de la *goutte*, etc.

Au début, cette affection s'annonce par des changements :

1° Dans la composition de l'urine;

2° Dans le mode d'excrétion de ce liquide; mais quand elle est ancienne, le liquide sécrété est très-épais, composé de glaires et de pus très-difficiles à détacher du vase où on l'a recueilli. La fièvre se déclare alors, et le malade en arrive vite à un état de dépérissement et de consomption qui amène souvent la mort.

Quand la maladie est entretenue par la suppression de dartres, d'un exutoire (*cautère ou vésicatoire*), de la goutte ou du rhumatisme, il faudra, par une irritation extérieure, tentée de rétablir la maladie primitive.

Quand le catarrhe de vessie est très-ancien, qu'*il est devenu*, pour ainsi dire, une *sécrétion naturelle*, il est imprudent d'en tenter la guérison, car sa suppression brusque peut entraîner des dangers.

Comme hygiène, habiter un lieu sec, élevé, exposé au soleil et très-aéré, éviter avec soin toute espèce d'humidité, porter des vêtements bien séchés et de la flanelle sur la peau, être sobre, éviter les épices, les crudités, les acides, les liqueurs, le vin pur, etc. De plus, au moindre besoin, avoir la précaution d'évacuer les urines.

Après avoir combattu l'inflammation, divers spécialistes ont obtenu de bons résultats d'injections contenant l'acide phénique ou ses dérivés. Les lavements émollients ou anodins, quand la sensibilité trop vive de l'organe s'oppose aux injections, calment les douleurs du catarrhe, et rafraîchissent le bas-fond de la vessie.

Nous recommandons aussi l'emploi de demi-bains avec la décoction d'espèces émollientes et narcotiques, de douches sur les reins, le bas-ventre et le périnée, avec les eaux sulfureuses de Barréges et d'Enghien. Mais qu'on se garde surtout des injections forcées et des cautérisations avec la pierre infernale sur toute la surface de la vessie, comme elles ont été conseillées et même pratiquées par certains chirurgiens.

§ V. — MALADIES DE LA PROSTATE

Nous ne passerons en revue que deux genres d'affections de la prostate :

1° *Inflammation aiguë* ou *prostatite* ;

2° *Altérations séniles de la prostate.*

Prostatite. — Cette affection reconnaît pour causes

1° Les *excès vénériens ;*

2° *Ceux de la masturbation ;*

3° L'*abus des liqueurs alcooliques ;*

4° L'*inflammation du canal de l'urèthre* (chaude-pisse), *quand elle atteint les parties profondes de ce conduit ;*

5° L'*exercice du cheval longtemps prolongé sur une selle trop dure ;*

6° Les *coups ou chutes sur la région du périnée.*

Les *symptômes* de cette maladie sont : une sensation de chaleur et de douleur au périnée et sur le fondement. Le malade éprouve un besoin incessamment renouvelé de chasser de petites quantités d'urine, et, quand il a satisfait à cette excrétion, bien que la vessie soit vide, il se livre encore à des efforts inutiles. D'autre part, l'urine en passant sur la partie du canal de l'urèthre embrassée, la glande prostate détermine une sensation de brûlure très-vive.

A l'état aigu, cette affection a généralement une marche rapide; mais si, au lieu de se terminer par *résolution*, elle passe à l'*état chronique*, il peut se former des *abcès* qui s'ouvrent dans le canal, dans la vessie ou dans le rectum, et quelquefois même cette maladie se termine par la *gangrène*.

Pour éviter les *terminaisons* défavorables, il faut, au début, appliquer les sangsues au périnée, et les renouveler plusieurs fois, s'il est nécessaire. En même temps on appliquera des cataplasmes sur cette même région; on fera prendre de grands bains prolongés, des lavements émollients et des injections narcotiques. Le malade doit boire abondamment des tisanes adoucissantes, pour combattre la concentration et l'âcreté naturelle de l'urine, puis, les symptômes les plus intenses étant calmés, on fera des frictions sur le périnée et le pli de l'aine avec diverses pommades fondantes. Pendant tout le temps du traitement, on entretiendra la liberté du ventre par des purgatifs doux.

Altérations séniles de la glande prostate. Inflammation chronique, engorgements, tumeurs. — Les engorgements, gonflements, tumeurs de la prostate, sont la suite de l'inflammation aiguë de cette glande, ou le plus souvent, se développent lentement avec l'âge.

De la forme et du volume d'un gros marron, dans l'âge adulte et à l'état normal, la prostate peut acquérir les dimensions d'un œuf de poule ou de dinde.

La prostate peut ne pas se tuméfier dans toute son étendue; quand le gonflement siége à l'entrée de la vessie — ce qui est le cas le plus fréquent — il détermine ordinairement la formation d'un repli ou bourrelet membraneux faisant l'office de *soupape*, qui ferme complétement l'entrée du réservoir de l'urine, et occasionne des rétentions.

Les causes indiquées en parlant de l'inflammation aiguë, peuvent, en se répétant fréquemment, amener l'induration chronique. Outre l'âge, qui est une des causes principales, nous signalerons encore la blennhorragie, les épices, les liqueurs, la masturbation, etc.

L'engorgement qui se produit donne lieu à un *écoulement visqueux, filant*, appelé *prostatorrhée.*

Pour la cure de cette affection qui est très-longue, nous conseillerons :

Tous les quinze ou vingt jours, application de sangsues au périnée;

Cautères ou sétons pendant plusieurs mois sur la même région ;

Lavements, purgations douces;

Bains simples, alcalins, sulfureux, salés, iodurés;

Iodure de potassium pris journellement à l'intérieur.

Quand l'affection provient de la syphilis, il faudra un traitement spécifique.

Si la maladie résiste à tous ces moyens, on sera obligé de laisser une sonde à demeure.

§ VI. — MALADIES DES TESTICULES

Nous allons parler d'une des maladies les plus fréquentes des testicules, l'*orchite*.

L'orchite peut être *aiguë* ou *chronique*.

1° Cette inflammation aiguë des testicules, appelée aussi *épididymite*, peut être le résultat de causes très-variées. Tels sont les *contusions*, *froissements du testicule*, les *efforts réitérés et violents*, l'*impression subite du froid* sur le périnée ou les bourses, l'*irritation du col de la vessie ou du canal de l'urèthre*, l'*accumulation*, la *rétention* trop prolongée du *sperme*, dans le cas de continence absolue, etc.; mais la cause la plus fréquente de toutes, c'est la *blennorrhagie*.

Les symptômes sont les suivants : douleur, tuméfaction, chaleur dans les bourses; l'enveloppe des testicules devient rouge, chaude, gonflée et luisante. La tumeur est pesante et très-douloureuse à la moindre pression; l'inflammation se prolonge et détermine des douleurs qui contournent le bassin et remontent jusqu'aux reins.

Le plus souvent, le malade éprouve une fièvre intense et une soif très-vive.

Ordinairement, un seul testicule est affecté d'abord; puis, quand il est en voie de guérison, l'autre se prend à son tour.

Quand l'inflammation est bien soignée, elle disparaît dans l'espace de deux à trois semaines; sinon, la maladie peut passer à l'état chronique et amener la formation d'abcès et de fistules dans les bourses.

Comme traitement nous recommandons :

Repos le plus absolu au lit ;

Relever les testicules au moyen d'un mouchoir plié en cravate, et dont les extrémités viennent s'attacher par des épingles à une serviette passée autour du corps.

Au début de l'inflammation, si elle menace de devenir très-intense, application de sangsues au périnée et au pli de l'aine, après avoir rasé les poils.

Frictions avec pommades fondantes trois ou quatre fois par jour, et ensuite envelopper le testicule dans un cataplasme de farine de graine de lin et d'eau de racine de guimauve et de tête de pavot.

Selon l'intensité de l'inflammation, diète ou demi-diète, et quantité de boissons émollientes.

Petites purgations très-douces.

Quand l'inflammation a presque disparu, le malade pourra sortir, mais il soutiendra les bourses et continuera les frictions jusqu'à complète disparition de la tumeur et de la douleur.

2° Un gonflement dur et peu douloureux qui survient dans un et quelquefois dans les deux testicules, constitue l'*orchite chronique*.

Souvent cette affection débute par une *orchite aiguë ;* bientôt la tumeur envahit le testicule et l'épididyme, et se présente alors sous l'aspect d'une grosseur dure, patente, et quelquefois irrégulièrement bosselée à sa surface; puis, la tumeur augmente encore et devient le siége d'élancements douloureux, vifs et passagers. La peau des bourses vient à adhérer à la tumeur, et le cordon testiculaire, s'engorgeant aussi, devient gros, dur, inégal et noueux.

Cette tumeur peut amener la dégénérescence du testicule; il se produit d'abord une suppuration externe qui amène l'atrophie de l'organe, et a toujours pour conséquences l'impuissance et la stérilité.

Soignée de bonne heure, l'*orchite chronique* cède facilement aux *sangsues* et à la compression longtemps continuée avec des bandelettes d'*emplâtre de Vigo cum mercurio*. Comme traitement interne, on devra prendre des pilules de ciguë et de calomel.

Parmi les autres affections des testicules, nous ne ferons que mentionner :

1° Le *sarcocèle*, nom réservé aux tumeurs formées, au milieu des éléments testiculaires, par des dépôts morbides, comme la *substance des gommes, des tubercules* et *des tissus cancéreux*.

Cette affection complique souvent l'orchite chronique.

2° L'*hydrocèle*, ou épanchement de sérosité dans la tunique vaginale.

3° Le *varicocèle*, ou dilatation variqueuse des veines du cordon testiculaire.

4° La *fonte des testicules*.

5° La *névrose* et la *névralgie des testicules*.

CHAPITRE IV

DE L'IMPUISSANCE

L'impuissance est l'impossibilité, pour l'un et l'autre sexe, dit le docteur Roubaud, de remplir toutes les conditions du coït physiologique.

Les causes de l'impuissance sont extrêmement nombreuses; mais, pour ne pas fatiguer nos lecteurs, nous laisserons de côté toutes ces divisions et subdivisions qui nécessiteraient l'emploi de termes techniques fatigants pour ceux qui ne sont pas initiés; nous rapporterons simplement divers exemples d'impuissance que nous trouvons consignés dans l'éminent ouvrage du docteur Roubaud (*Traité de l'impuissance et de la stérilité*), et nous pensons de la sorte atteindre le double but que nous nous proposons: *instruire agréablement nos lecteurs.*

Vice de conformation. — Un étudiant en médecine, de dix-neuf à vingt ans, Brésilien d'origine, se présenta à ma consultation dans le courant de novembre 1852. Sa stature était grêle, sa voix féminine; le système musculaire à peine développé, sans prédominance aucune du tissu graisseux; les cheveux châtains, pâles et clair-semés, étaient sans vigueur ; la figure et la poitrine ne présentaient aucune trace de poils; le pubis n'en était pas entièrement dépourvu, mais ils étaient fins, assez courts, et ne frisaient pas. Avant de me montrer ses organes, le malade me dit qu'il avait non-seulement des désirs vénériens, mais encore des érections fréquentes, et que lorsqu'il se masturbait, l'éjaculation avait lieu avec tous les phénomènes voluptueux qui l'accompagnent d'ordinaire, tandis que, pendant le coït, l'éjaculation, quelque effort qu'il pût faire, ne s'était jamais produite. Le cas était bizarre, et avant de me perdre dans l'hypothèse d'une surexcitation nerveuse qui aurait mis obstacle à la libre circulation du sperme, je demandai à voir les organes de la génération. Quel ne fut pas mon étonnement de rencontrer une verge presque imperceptible, dont il était difficile de découvrir le gland ! Le scrotum, les testicules, les canaux déférents, tout l'appareil, en un mot, avait également des proportions lilliputiennes. La verge en érection avait à peu près la grosseur d'un piquant ordinaire de porc-épic, et était longue de deux pouces. Les testicules atteignaient à peine le volume d'une aveline, et étaient difficiles à rencontrer lorsque le scrotum, en se ratatinant, les refoulait en haut.

A part cet arrêt de développement, tout l'appareil génital était parfaitement conformé. Cependant, l'ouverture du prépuce était étroite à ce point qu'il était peu aisé d'y faire passer le gland. Celui-ci n'avait jamais vu le jour, et entre lui et son enveloppe s'était amassée une assez grande quantité de matière sébacée mêlée à du sperme, laquelle avait formé des calculs que je ne retirai pas sans occasionner au malade quelques douleurs.

Évidemment la pression exercée dans le coït par les parois vaginales sur la verge de ce jeune homme était nulle, ou tout au moins insuffisante pour porter le prépuce en arrière dans les mouvements de va-et-vient, et pour déterminer l'excitation nécessaire à l'éjaculation.

Le malade, à qui je développais cette manière de voir qu'il n'avait jamais soupçonnée, voulut bien, en sa qualité d'étudiant en médecine, se soumettre à l'expérience suivante : un cylindre en caoutchouc, de la grosseur d'un pénis ordinaire, et dans l'intérieur duquel était taillé un canal dont le diamètre était exactement celui de la verge en érection, fut maintenu au pubis au moyen d'une lanière, également en caoutchouc, passée sur les lombes comme un bandage de corps. L'élasticité de cette lanière permettait les mouvements de va-et-vient du coït au cylindre, qui les transmettait à la verge, emprisonnée dans son intérieur. Une prostituée s'étant prêtée à l'expérience, cette espèce de copulation s'effectua complétement, c'est-à-dire que l'éjaculation et les phénomènes voluptueux qui l'accompagnent eurent lieu comme dans les rapprochements ordinaires des sexes.

Ce témoignage, qui ne me laissa plus aucun doute sur la cause de l'impuissance du jeune Brésilien, me suggéra le traitement que je crus devoir mettre en usage. Me rappelant cette loi physiologique d'une grande vérité, à savoir que le développement d'un organe est toujours en rapport avec son exercice ; en d'autres termes, que plus un organe est mis en activité et plus il prend d'accroissement, je conseillai au malade de se livrer au coït aussi fréquemment que sa constitution délicate le lui permettait, armé de l'appareil que je lui avais fait construire, et dont le canal intérieur devait être tapissé d'un corps gras très-pur, autant pour faciliter les mouvements du cylindre sur la verge que pour donner un aliment à l'absorption. Je ne négligeai point les ressources de l'hygiène, et je prescrivis en même temps une nourriture succulente, un régime tonique et les exercices corporels, tels que l'escrime, la natation à la mer, etc.

Je n'ai revu qu'une seule fois le malade, trois mois après sa première visite ; la verge s'était considérablement accrue, et il m'annonça qu'il avait deux fois exercé naturellement le coït, en ayant soin, quelque temps avant la copulation, de faire pratiquer des lotions astringentes aux organes génitaux de la femme.

Défaut d'énergie. — Pris d'une indigestion à la suite d'un repas copieux, M. H..., avoué près la cour de Paris, est frappé pendant toute la nuit d'une impuissance absolue. Le lendemain, remis de leur fatigue, les organes digestifs reprennent normalement leurs fonctions sans que les organes génitaux suivent leur exemple. L'impuissance persiste pendant quinze jours environ, malgré l'éloignement de la cause qui l'avait produite, et dont l'action, fugitive d'ordinaire, n'avait pu laisser des traces dans l'appareil générateur.

Nota. — Un des nombreux moyens employés pour éveiller le sens vénérien, c'est la *flagellation*, qui nous a été transmise par les anciens ; presque tous les auteurs grecs et romains en font mention, ainsi que des fêtes instituées en l'honneur de Priape, pendant lesquelles les hommes et les femmes se battaient mutuellement de verges pour mieux s'exciter à l'amour. Tamerlan, celui-là même qui se faisait appeler le *Fils de Dieu*, fut père de cent enfants, et ne parvint, dit-on, à cette innombrable progéniture qu'avec l'aide de la flagellation. L'abbé Terrasson, l'auteur du *Voyage de Séthos*, qui, au dire de Voltaire, prenait un goût particulier à se faire administrer le fouet par les courtisanes, s'attira une épigramme fort connue dont je ne rappellerai que le dernier vers : *Frappez fort, il a fait Séthos*. J.-J. Rousseau a décrit l'effet qu'il ressentit, étant enfant, à la suite de la correction que lui administra mademoiselle Lambercier : « Assez longtemps, dit-il, elle s'en tint à la menace, et cette menace d'un châtiment tout nouveau pour moi me semblait très-effrayante ; mais, après l'exécution, je la trouvai moins terrible à l'épreuve que l'attente ne l'avait été, et ce qu'il y a de plus bizarre, c'est que ce châtiment m'affectionna davantage encore à celle qui me l'avait imposé. Il fallait même toute la vérité de cette affection et toute ma douceur naturelle pour m'empêcher de chercher le retour du même traitement en le méritant; car j'avais trouvé dans la douleur, dans la honte même, un mélange de sensualité qui m'avait laissé plus de désirs que de crainte de l'éprouver derechef par la même main[1]. » A une seconde correction, mademoiselle Lambercier s'étant aperçue, *à quelque signe,* de l'espèce de sensualité qu'éprouvait Jean-Jacques, comprit que le châtiment n'atteignait pas le but qu'elle se proposait, et y renonça.

« Je connais, dit Pic de la Mirandole, et il existe encore un homme dont le tempérament amoureux et les excès n'ont peut-être jamais eu d'exemple : il ne peut caresser une femme, malgré la violence de ses désirs, s'il n'est auparavant fustigé. En vain sa raison lui fait regarder comme un crime ce raffinement de volupté, sa fureur pour ce cruel plaisir est telle qu'il encourage lui-même, et accuse de mollesse et de lâcheté celui qui le fouette, lorsque la fatigue ou la pitié lui font ralentir ses efforts. Le patient n'est au comble de ses plaisirs qu'en voyant ruisseler le sang, dont une grêle affreuse de coups a couvert les membres innocents du libertin le plus effréné. Ce malheureux réclame ordinairement pour ce service, avec les plus instantes supplications, la main de

[1] *Confessions*, liv. I.

la femme avilie dont il veut jouir, lui donne lui-même les verges qu'il a fait tremper dès la veille dans le vinaigre, et lui demande à genoux la faveur insigne d'être ainsi déchiré. Plus elle frappe avec violence, plus elle acquiert de droits à son amour et à sa reconnaissance, en lui rendant des feux qu'il n'avait plus, jusqu'à ce que le dernier période de la souffrance et l'épuisement total de ses forces lui fassent goûter la plénitude de la volupté en égale proportion. Trouvez un seul homme pour qui le comble de la douleur et cette espèce de torture doivent être celui du plaisir, et si d'ailleurs il n'est pas entièrement corrompu, lorsque de sang-froid il connaîtra sa maladie, il rougira de ses excès et les détestera[1].

Perversion d'énergie. — « Un jeune homme, dit Alibert, élevé dans une pension, contracta dans son enfance l'habitude de l'onanisme. Le livre que Tissot a écrit sur ce sujet ayant été mis entre ses mains l'effraya sans le corriger entièrement. Cette lecture le porta néanmoins à plus de modération, et il ne se livra à la triste volupté de la masturbation qu'à de longs intervalles, et lorsqu'il y était excité par des désirs très-violents. Cette attention fit que son tempérament n'en fut point du tout altéré; il demeura robuste, et ses facultés morales conservèrent toute leur énergie. Mais l'affreuse habitude qu'il avait

[1] *Œuvres complètes*, Bologne, 1495, 1 vol. in-folio. — *Contra astrelogos*, lib. III, cap. XXVII.

contractée empêcha de se développer en lui le moindre germe du penchant qui attire un sexe vers l'autre. Il était parvenu à trente ans, et ses sens n'avaient jamais été émus par la vue d'une femme ; ils n'étaient vivement provoqués que par de vaines images ou des fantômes que lui créait son imagination déréglée. Il avait de bonne heure étudié le dessin, et il s'en était toujours occupé avec ardeur. La beauté des formes de l'homme, dans ce beau idéal des peintres, que la nature n'a jamais réalisé, le frappa et finit par lui inspirer une émotion extraordinaire, une passion vague et bizarre, dont il disait lui-même ne pouvoir se rendre compte, et sur laquelle il répugnait à s'appesantir. Il est nécessaire, néanmoins, d'avertir que cette passion n'avait aucun rapport avec les goûts des sodomistes, et qu'elle ne pouvait être provoquée par l'aspect d'aucun homme vivant. Telle était la situation aussi étrange qu'accablante dans laquelle se trouvait cet individu, lorsqu'il réclama mes conseils. Il n'offrait alors, je le répète, à l'extérieur aucun symptôme physique d'impuissance. Il était sain et bien constitué, et n'avait point été, à cet égard, maltraité par la nature ; mais il avait tellement interverti l'usage de ses dons, qu'il ne connaissait plus les moyens de les ramener à leur véritable but. Le malade, d'ailleurs, connaissait et sentait vivement son état : « Il n'est aucun effort, m'écri- « crivait-il, que je ne fusse prêt à faire pour sortir de « mon ignominieuse situation, pour arracher de ma pen- « sée les infâmes images qui viennent l'assaillir malgré

« moi; elles m'ont privé jusqu'ici des jouissances légi-
« times que procure l'union des deux sexes, et de la
« faculté dont jouissent les plus vils animaux, de repro-
« duire leur espèce. Je me meurs de chagrin et de honte. »

« Pour ce qui me concerne, poursuit Alibert, je ne vis dans cette maladie qu'une perversion de l'appétit vénérien, et je pensai que l'indication la plus urgente était de replacer dans son vrai type la nature dévoyée. En effet, l'individu était très-robuste à l'époque où il me consultait. Depuis longtemps il ne s'était livré qu'avec une extrême réserve aux plaisirs solitaires, surtout depuis la lecture de l'onanisme de Tissot; d'ailleurs, comme je l'ai déjà dit, la beauté des formes idéales de l'homme excitait en lui des sensations voluptueuses à l'approche desquelles les organes de la génération s'érigeaient et éjaculaient, ce qui devait faire présumer un état réel d'énergie dans les forces radicales de son économie. Il n'y avait donc ni destruction, ni altération essentielle dans la sensibilité physique, mais plutôt fausse direction de cette faculté de l'organisme; voici, en conséquence, le traitement que je proposai. J'ai déjà dit que l'individu dont il s'agit aimait passionnément le dessin, et qu'il s'appliquait à ce genre d'occupation avec cette ardeur dévorante qui distingue les grands peintres et qui est le plus sûr garant du succès; j'exigeai de lui qu'il fît une étude approfondie des formes du sexe féminin pour les reproduire par son talent. Il lui en coûta sans doute pour rompre la chaîne de ses habitudes, et de renoncer à l'Apollon du

Belvédère pour la Vénus de Médicis. Mais peu à peu la nature, plus forte que tous les penchants factices, reprit ses droits. Dès qu'il fut parvenu à préférer des bras faibles, mais gracieux, à des bras musculeux et redoutables, dès qu'il se plut à contempler l'élégance des formes et la mollesse des contours, alors sa guérison commença à s'opérer. Après s'être fait un modèle imaginaire, il le chercha dans le monde physique. Il fallut du temps, de la persévérance; mais il se rétablit entièrement. »

Excès d'énergie. — Un noble Vénitien, dit Cockburn, épousa, à l'âge où l'amour favorise un homme avec complaisance, une jeune demoiselle très-aimable, avec laquelle il se comporta assez vigoureusement; mais l'essentiel manquait à son bonheur : tout annonçait dans ses transports le moment de l'extase, et le plaisir qu'il croyait goûter s'échappait. L'illusion lui était plus favorable que la réalité, puisque les songes qui succédaient à ses efforts impuissants le réveillaient par des sensations délicieuses, dont les suites n'étaient pas équivoques sur sa capacité. Cet époux malheureux, rassuré sur son état, voulait-il prouver efficacement sa puissance et réaliser ses plaisirs? Il en procurait sans pouvoir les partager; en un mot, l'érection la plus forte n'était pas accompagnée de ce jaillissement précieux qui fait connaître toute l'étendue de la volupté. On fit inutilement plusieurs remèdes pour procurer des plaisirs à un homme qui méritait de les connaître et que son amour consumait depuis assez longtemps. On pria enfin les ambassadeurs, que la république de Venise entretient dans les différentes cours de l'Europe, de vouloir bien consulter les plus fameux médecins des lieux où ils faisaient leur résidence, sur la cause de cette incommodité, aussi bien que sur les moyens dont il fallait se servir pour y remédier. J'attribuai cette impuissance, dit le docteur Cokburn, à la trop grande vigueur de l'érection, qui bouchait le conduit de l'urèthre avec tant de force[1] qu'elle ne pouvait être surmontée par les moyens qui obligent la semence à sortir des vésicules séminales; au lieu que cette pression étant moins forte dans les songes, l'évacuation se fait avec plus de liberté.

Age. — Saint Jérôme assure qu'un enfant de dix ans fit goûter les plaisirs amoureux à une nourrice avec laquelle il couchait et qu'il finit par la rendre enceinte. Plutarque rapporte l'histoire de deux enfants qui, à l'âge de quatre ans, avaient les organes génitaux si développés qu'ils pouvaient accomplir l'acte vénérien.

Les exemples de vieillards dont les forces génitales se conservèrent jusque dans un âge avancé sont encore plus nombreux que ceux d'enfants à virilité précoce. Massinissa, roi de Numidie, engendra Méthymate, au dire de

[1] Cette explication n'est pas admissible, car on sait au contraire aujourd'hui que l'érection dilate le canal de l'urèthre. Il serait plus rationnel d'attribuer cette impossibilité d'éjaculation aux contractions spasmodiques des conduits éjaculateurs. — *Note du docteur F. Roubaud.*

Valère Maxime, après quatre-vingt-six ans ; Wladislas, roi de Pologne, eut deux garçons à l'âge de quatre-vingt-dix ans; enfin, tout le monde connaît l'histoire du célèbre Anglais Thomas Parr, qui, à l'âge de cent ans, faisait partager à sa femme, qui en fit l'aveu, toutes les voluptés de la couche conjugale.

Mais ces exemples, dont on pourrait facilement augmenter le nombre, constituent des exceptions qu'il est bien rarement permis d'imiter. Ne regardez jamais autour de vous, ne mettez pas votre ambition à suivre les traces de votre voisin : la mesure de vos forces est en vous et non ailleurs.

On a prétendu, en s'appuyant sur l'exemple du roi David, qu'il était possible de redonner au vieillard les forces perdues en le faisant coucher avec des adultes sains et bien portants de l'un ou de l'autre sexe, et surtout du sexe féminin.

A cet effet, Boerhaave raconte qu'un vieux bourgmestre d'Amsterdam, étant tombé dans un épuisement profond, coucha, d'après ses conseils, entre deux jeunes filles, belles et d'une bonne santé, et en retira un si grand avantage que, après quelque temps de ce traitement, la grossesse de l'une des deux femmes l'avertit de suspendre la médication, afin de ne pas voir le remède devenir à son tour cause de la maladie. Le roi David, pour avoir été moins prudent, paya de sa vie l'usage trop répété du remède. quoique son histoire ne l'accuse pas d'être sorti des bornes de la bienséance avec la belle Abisag.

Est-il besoin de rappeler les arguments avec lesquels les anciens auteurs soutenaient une pareille médication? La vie exhalée d'un côté et absorbée de l'autre! Quelle étrange fontaine de Jouvence! C'est la fable du vampire élevée à la hauteur de la science. N'est-il pas plus rationnel d'admettre que l'historien du roi David, voulant cacher les désordres de la vieillesse de celui que l'on appelait grand et saint entre tous, inventa cette explication physiologique que l'ignorance accepta d'abord et que la tradition consacra ensuite, sans que le *servum pecus* qui la recevait en héritage ait pris la peine d'en pénétrer le sens véritable. Abisag n'était pas autre chose pour le roi David qu'un médicament aphrodisiaque; les deux jeunes filles dont parle Boerhaave répondaient à la même indication auprès du vieux bourgmestre d'Amsterdam.

Que les vieillards fuient cet aphrodisiaque comme les autres; son action est peut-être plus terrible encore que celle du phosphore.

Chlorose. — Un jeune homme de vingt-cinq ans, maigre, pâle, aux mouvements et à la parole lents, aux cheveux châtain clair, originaire de Pologne, et alors instituteur dans une maison particulière, se présente à ma consultation comme atteint d'impuissance.

Il accuse depuis longtemps des troubles du côté des voies digestives, et ces troubles ont pris une telle intensité que toute digestion est devenue presque impossible, la constipation est permanente, mais il n'existe de douleurs ni au ventre ni à l'estomac.

Les fonctions de l'innervation sont encore plus affectées : la sensibilité physique est devenue tellement exquise que le moindre changement de température, que le plus petit bruit, le plus léger frottement l'affectent d'une manière pénible ; la sensibilité morale n'est pas plus sauvegardée, car le malade ne peut lire sans pleurer et sans être profondément ému, je ne dis pas un roman, mais les nouvelles diverses enregistrées par les journaux ; le sommeil est nul et l'opium est impuissant à le rappeler.

Au milieu de ces désordres, les facultés intellectuelles ne sont pas restées intactes, et le malade est atteint d'une hypocondrie profonde qui le pousse incessamment vers le suicide.

Au cortége si connu des symptômes de la chlorose, auquel il faut ajouter la décoloration de la peau et la flaccidité des chairs, il manquait un signe dont la présence n'est pas d'une absolue nécessité pour caractériser l'affection, mais dont je devais tenir compte dans mon diagnostic.

Je veux parler du bruit du souffle signalé dans quelques artères, et surtout dans les carotides.

Hors ce signe, rien ne manquait au tableau ordinaire de la chlorose.

Les organes génitaux ne présentaient extérieurement rien de particulier. La verge et les testicules avaient leur volume ordinaire, et la peau du scrotum se contractait encore sous l'impression du froid ou de la main.

Les désirs vénériens étaient absents, et les plaisirs de

l'amour inspiraient même, je ne dirai pas du dégoût, mais une indifférence bien proche de la répulsion.

Les érections étaient nulles, quelle que fût la nature des excitations appelées à les provoquer. A des intervalles assez éloignés, et sans influence de rêves lascifs ou de pensées amoureuses, des éjaculations se produisaient pendant la nuit, tantôt à l'état de veille, tantôt pendant le sommeil, occasionnant une certaine volupté, mais laissant après elles une lassitude générale dont le malade se ressentait plusieurs jours de suite.

Tous ces accidents du côté de l'appareil génital étaient contemporains de ceux qui m'avaient été signalés du côté des voies digestives et de l'innervation. Avant leur arrivée, la fonction génitale s'accomplissait, sinon avec énergie, du moins avec régularité et sans inspirer aucune crainte.

En présence de tous ces faits, je ne pus douter que j'avais affaire à une impuissance symptomatique de la chlorose.

Le traitement devait être la pierre de touche de ce diagnostic.

Il le fut en effet, et ne me laissa aucun doute sur la vérité de mon jugement ; le quinquina d'abord, à cause de l'état du tube digestif, et les ferrugineux ensuite, associés au régime approprié à la chlorose et à l'habitation de la campagne, eurent raison, dans moins de huit mois, de tous les phénomènes morbides, tant physiques que moraux.

Les organes génitaux ne furent l'objet d'aucune thérapeutique spéciale ; sous l'influence du traitement général de la chlorose, ils reprirent peu à peu leur énergie perdue, et les désirs vénériens reparurent au fur et à mesure que la mélancolie et les idées de suicide s'affaiblissaient.

Depuis deux ans à peu près, la guérison ne s'est pas démentie, et le malade, que je vois de temps en temps jouit de l'intégrité parfaite de ses fonctions.

Innervation. — Un homme de lettres avait épousé, quelques mois avant la révolution de Février, une jeune personne qu'il aimait passionnément ; jusqu'à l'avénement de la république, le nouveau ménage ne connut aucun chagrin, car le mari, grâce à un travail fructueux et abondant, pouvait satisfaire les goûts et même les caprices de sa femme. La révolution de Février brisa tout ce bonheur ; en tarissant les sources du travail du mari, elle apporta dans le ménage, d'abord la gêne et ensuite la misère. La jeune femme n'eut le courage ni de supporter ces revers de fortune, ni d'accepter des espérances en un avenir meilleur. Un jour, elle quitta la maison conjugale, et l'on apprit qu'elle vivait à Londres au milieu du luxe et de l'opulence que lui fournissait un généreux amant.

L'époux abandonné fut si affecté de cette découverte qu'il tomba dans une misanthropie profonde et fut en même temps frappé d'impuissance.

Voici à quelle occasion il vint réclamer mes soins.

Une jeune veuve, par conséquent maîtresse de ses actions et juge de sa conduite, était, de tous les amis de l'homme de lettres, restée à peu près seule fidèle à son revers de fortune et à son malheur domestique. Les consolations qu'elle avait apportées au jeune ménage lorsque la gêne et la misère avaient successivement envahi son intérieur, devinrent plus pressantes et plus affectueuses lorsqu'un plus grand chagrin frappa le mari délaissé.

Celui-ci, soit par un effet de son imagination malade, soit que les attentions de la veuve dépassassent réellement les bornes d'une simple amitié, vit un sentiment et des sollicitations d'amour dans les prévenances dont il était l'objet.

Il s'assura que, si ses suppositions étaient exagérées pour le présent, il pouvait du moins former les espérances les plus douces, car la pitié, dans le cœur de la femme, est déjà une nuance de l'amour.

Malheureusement, le souvenir de la fugitive était sans cesse présent à son esprit, et toutes les fois qu'il lui eût été permis de prouver à son amie qu'il avait oublié l'infidèle, ce souvenir portait le trouble en son âme et glaçait ses organes.

C'est dans cet état qu'il se présenta à moi.

En véritable hypocondriaque qu'il était, il me raconta dans leurs moindres détails toutes les circonstances de sa vie; les joies de son mariage, les tortures de son abandon et les douceurs de l'amitié de la jeune veuve. Un double sentiment le poussait vers la possession de celle-ci ; un sentiment de reconnaissance et un sentiment de vengeance ; malheureusement, il lui était impossible de prouver autrement que par des paroles, la gratitude dont son cœur était rempli pour son amie, et le mépris dont il se croyait animé contre sa femme. Malgré lui, le souvenir, tantôt agréable, tantôt mauvais de cette dernière, l'obsédait sans cesse, remplissait son esprit des idées les plus tristes, et étouffait tous les désirs de son imagination et tous les efforts de sa volonté.

Bien évidemment, dans ce cas, l'impuissance et l'hypocondrie avaient la même cause; mais c'était là leur seul point de contact. Après cette origine commune, les deux affections devenaient si parfaitement distinctes, que l'une pouvait disparaître et l'autre persister.

Le raisonnement, les distractions, un voyage à la mer et le retour au travail, secondés par une hygiène convenable, rendirent au malade ses facultés viriles sans le débarrasser des tristes préoccupations qui l'obsédaient. Bientôt même l'orgasme vénérien devint assez impérieux pour faire craindre que tous ses désirs ne fussent pas l'expression d'un état normal et régulier.

Cependant cet orgasme était quelquefois terrassé, et l'impuissance rendait alors illusoires les apprêts à de nouvelles voluptés. « Cette inertie, me disait le malade, se produit tantôt à la vue d'un objet qui fut cher à ma femme, et tantôt au simple souvenir des caresses que j'échangeais avec elle » ; aussi, pour prévenir le retour de ce souvenir, avait-il soin de ne jamais coucher avec sa maîtresse dans la chambre et surtout dans le lit qu'il avait partagé avec la fugitive.

Cette impuissance n'était que passagère; elle s'évanouissait avec l'émotion produite par l'impression ou le souvenir, et n'avait, comme au début, qu'un point de contact avec l'hypocondrie.

CHAPITRE V

DE L'IMPUISSANCE (SUITE)

Intoxication par le haschich. — Mes premières expériences sur le haschich datent de 1848 [1]. Les diverses préparations de *cannabis indica* dont je fis usage, me furent fournies par mon confrère le docteur Foucart, qui les tenait lui-même de M. Louradour, pharmacien.

L'action du *cannabis indica* sur le sens vénérien me frappa dès ma première fantasia, et, comme elle se reproduisait exactement la même à chaque ivresse, je résolus de diriger spécialement mon observation sur ce point.

A cet effet, je me haschichais avec une femme dont les mœurs faciles ne pouvaient apporter d'obstacles à l'expérience.

Après la période d'hilarité qui fut pour ma compagne

[1] C'est le docteur F. Roubaud qui parle, (voir son ***Traité de l'Impuissance et de la Stérilité***).

une période de larmes et de terreurs, je m'étudiai à tourner mon esprit vers des idées lascives. L'imagination ne répondit point à ma volonté ; j'eus alors recours aux baisers, aux attouchements, en un mot aux excitants physiques.

Sollicité tour à tour par les visions tout idéales dues au haschich, et par la volonté de fer dont j'étais animé, j'étais dans un trouble extrême, et il me sembla enfin, après des efforts inouïs, que l'érection du membre viril s'était produite.

Je voulus alors me livrer au coït.

Mais au moment où je croyais atteindre le but, un obstacle infranchissable s'opposa à l'intromission de la verge, et mes forces s'usèrent à le vaincre; brisé de fatigue et couvert de sueur, je dus renoncer à accomplir cette œuvre immense, l'organe copulateur participant lui-même à l'abattement de tout l'organisme.

Je recommençai mes attaques un nombre infini de fois, et toujours je dus céder à l'obstacle dont je parlais tout à l'heure, et qui, selon toute probabilité, n'était autre chose que la flaccidité de la verge.

Toutes ces tentatives infructueuses avaient réellement abattu mes forces. — Je me mis au lit avec la compagne de mes tristes exploits. — Dès ce moment, les souvenirs me font défaut, et il est pour moi certain que je m'endormis d'un sommeil presque léthargique.

Le lendemain au réveil, je me sentis brisé et étourdi comme si je m'étais livré toute la nuit à des excès exagérés de coït. J'interrogeai ma compagne, elle ne s'était pas même doutée de mon voisinage. J'examinai les draps et je ne constatai aucune trace de sperme. D'où venait donc cet anéantissement qu'aucune perte n'expliquait?

J'ai répété la même expérience deux fois et à des intervalles assez éloignés, et toujours j'ai noté l'absence des désirs vénériens, la flaccidité de la verge et la rétention du sperme.

Cet état du sens génital ne se prolonge pas d'ordinaire au delà de l'ivresse amenée par le haschich; cependant une langueur se fait quelquefois sentir pendant un ou deux jours, mais elle se dissipe d'elle-même, à moins que l'on ne fasse un usage abusif de ce narcotique, auquel cas l'impuissance peut advenir.

Cette circonstance est rare dans nos pays; on ne la rencontre guère que chez les peuples d'Afrique et d'Asie qui font du haschich leur boisson favorite et journalière. C'est une des mille causes qui rendent les Orientaux le plus promptement et le plus longtemps impuissants; car le plus efficace et peut-être l'unique remède au mal, est de discontinuer l'usage du haschich, ce que ces peuples efféminés ne veulent ni ne peuvent faire.

Affection de l'appareil génito-urinaire. — On dirait que l'organe secréteur du sperme contient le souffle qui doit donner la vie au sens génital, qu'il renferme un principe vital, et qu'il le communique seulement à ce sens à l'époque de la puberté.

Et cela est si vrai, que la castration ou l'atrophie accidentelle des testicules, après cet âge, n'entraînent pas fatalement une impuissance radicale. Sans doute, les désirs vénériens et la force virile n'ont pas, toutes choses égales d'ailleurs, l'énergie qu'ils présentent chez un homme non mutilé ; et si l'eunuque et le castrat ne peuvent accomplir des exploits comparables à ceux de ce Catalan dont une reine d'Aragon fut obligée, par ordonnance, de réglementer les victoires[1], ils sont encore capables, non-seulement d'éprouver des transports, mais encore de les faire partager à la femme. Les dames romaines n'ignoraient point cette particularité, et, désireuses d'avoir le plaisir sans la peine, elles la mettaient à profit, comme nous l'apprend Juvénal :

Sunt quas eunuchi imbelles, ac mollia semper
Oscula delectens, ac desperatio barbæ;
Et quod abortivo non est opus[2]...

Ainsi, arrivant après l'établissement de la puberté, l'absence des testicules, et par conséquent de la sécré-

[1] On lira avec plaisir le récit de ce jugement dans Montaigne : *Essais*, liv. III, chap. v.

[2] Satire VI, vers 364. Voici la traduction de ces vers, par Méchin :

Pour d'autres, un eunuque a d'autant plus d'attraits,
Que, s'il offre à leurs sens des plaisirs imparfaits,
Ses baisers sont plus doux; de leurs feux adultères
Leurs flancs ne pourront point révéler les mystères.

tion spermatique, c'est-à-dire la stérilité essentielle, fondamentale, certaine, n'est pas une cause d'impuissance. Que l'absence de cette sécrétion soit déterminée par l'extirpation de l'organe, par sa dégénérescence, par sa compression, par l'oblitération des vaisseaux séminaux ou par quelque autre cause que ce soit, l'influence qu'en ressent la faculté copulatrice est toujours la même. Qui ne sait en effet, que les individus porteurs d'un sarcocèle double, d'un varicocèle volumineux, dont les facultés fécondantes sont éteintes, conservent cependant la possibilité d'exercer le coït? Sans doute la faculté copulatrice, et avec elle les désirs vénériens, n'ont plus ni la même énergie ni la même fréquence de besoins; ils diminuent d'intensité, cela est vrai, et la suppression de la sécrétion séminale n'a généralement sur eux qu'une influence de plus ou de moins.

Abus d'agents débilitants ou anesthésiques. — Les substances dont l'usage abusif peut entraîner l'impuissance seraient, s'il en fallait croire les anciens, aussi nombreuses que variées.

En première ligne se place le *vitex* ou *agnus castus*, avec les branches et les feuilles duquel les dames d'Athènes, selon Dioscoride, se dressaient des lits pendant les fêtes consacrées à Cérès. Arnaud de Villeneuve va même plus loin que son devancier, et il prétend que pour apaiser les aiguillons de la chair, il suffit de porter un couteau dont le manche serait fait avec le bois de cet arbrisseau. C'est sur la foi de ces témoignages que l'agnus castus était employé dans les monastères, à l'anéantissement des désirs contraires à la chasteté de ces saints lieux.

Le nénuphar doit sa réputation à Pline, qui assure « que ceux qui en prendront pendant douze jours, se trouveront incapables de contribuer à la propagation de l'espèce; et que si l'on en use l'espace de quarante jours, on ne sentira plus les aiguillons de l'amour. »

La laitue, dont on a tant vanté les vertus anaphrodisiaques, doit tout l'honneur dont elle a joui à un charmant épisode de la fable. Vénus, d'après le récit des poëtes, voulant oublier ses amours adultères, ensevelit Adonis sous une feuille de laitue, et garda, dès lors, grâce à cette plante, une chasteté peu compatible avec ses goûts et ses habitudes.

Le café, que ses propriétés excitantes auraient dû mettre à l'abri de tout reproche d'anaphrodisie, a été vivement attaqué dans une thèse restée célèbre et soutenue en 1695, à la Faculté de médecine de Paris, et a été accusé de rendre *les hommes et les femmes inhabiles à la génération.* Stenzel, venu ensuite, compte aussi l'impuissance parmi les maladies qu'entraîne l'usage immodéré du café, et, à cette occasion, il raconte une histoire qui, malgré son authenticité apocryphe, mérite d'être connue : « L'usage modéré du café, dit-il, loin d'affaiblir la force de ceux qui sont d'un tempérament vif et robuste, et qui ont les parties de la génération en bon état, sert au contraire à les exciter à l'amour. Il produit des effets contraires dans les personnes faibles qui abondent en phlegme, qui ont beaucoup de particules terrestres superflues, et dont les organes de la génération sont languissants. De ce nombre était Mahmud Kasnin, roi de Perse, qui était grand preneur de café et qui se trouva hors d'état de s'acquitter du devoir conjugal. Sa femme attribua son impuissance à l'usage immodéré qu'il faisait du café; et elle en était tellement persuadée, que voyant un jour de sa fenêtre un cheval qu'on allait châtrer, elle dit à ceux qui le menaient qu'ils pouvaient se dispenser de faire souffrir à cet animal une opération aussi cruelle, puisqu'en lui donnant seulement du café, on pourrait le rendre aussi énervé que le roi. »

Le nitrate de potasse a été également accusé de produire l'anaphrodisie, et l'usage qui s'en répandit en Angleterre lorsque Bacon l'eut mis en faveur, attira au chancelier les malédictions des dames : « Le nitre, dit l'auteur anonyme des *Anecdotes de médecine*, est un sel dont l'usage ne dispose pas à l'amour. C'est un puissant remède dans les cas où il faut s'opposer à une disposition inflammatoire du sang. Le chancelier Bacon avait conçu pour cette substance saline une sorte d'affection. Il fit tous ses efforts pour en accréditer l'usage; il engagea tous les médecins d'Angleterre à concourir à son dessein. Le nitre devint à la mode. Sur la parole d'un aussi grand homme, on le prodigua dans presque toutes les maladies. On le prenait même dans la meilleure santé, comme un préservatif; mais les femmes proscrivirent bientôt ce remède. Elles trouvèrent que leurs maris étaient moins portés à satisfaire leurs désirs depuis qu'ils en usaient. Elles s'en prirent au chancelier qui l'avait répandu. Quelques-unes, apparemment plus sensuelles que raisonnables, allèrent même jusqu'à crier à la sorcellerie, au maléfice, etc., etc. »

Je n'en finirais pas, dit le docteur Roubaud, si je voulais rapporter toutes les substances que la crédulité ou l'ignorance ont accusé, soit d'anéantir les désirs, soit d'abattre l'énergie virile. J'estime qu'il n'y a pas plus d'anaphrodisiaques que d'aphrodisiaques vraiment dignes de ce nom ; mais j'admets l'action débilitante de certains agents sur les organes génitaux : tels sont les *narcotiques, les stupéfiants*, etc.

Il est incontestable, en effet, que l'usage longtemps prolongé de l'opium, du datura, de la jusquiame, ne puisse amener l'impuissance : les Orientaux en sont la preuve.

D'autres agents, exerçant une action sédative sur le système nerveux, produisent l'effet des narcotiques. Fodéré raconte qu'un homme d'environ 40 ans, ayant échappé à un état apoplectique occasionné par la vapeur du charbon, resta tellement impuissant pendant six mois, que toutes les caresses de sa femme le laissaient absolument insensible; et cependant il l'aimait jusqu'à la jalousie.

Abus de l'organe intellectuel. — « On a observé, dit

de Lignac, que les mariages des gens de lettres n'étaient pas ceux qui rapportaient le plus à l'État : « J'ai lu dans une fable inconnue aux anciens, a dit Dufresny, qu'Apollon s'étant marié un jour, l'Hippocrène tarit le lendemain. Un génie marié est un génie stérile. En effet, continue Dufresny, les productions de l'homme sont bornées; il faut opter, de laisser à la postérité ou des ouvrages d'esprit ou des enfants. »

La fable imaginée par Dufresny confirme l'allégorie des anciens qui, pour exprimer l'éloignement des lettrés pour les plaisirs de l'amour, ont représenté comme vierges Apollon et les neuf Muses, ses sœurs.

La Fontaine, fort compétent en ces sortes de matières, dit que :

Un muletier, à ce jeu, vaut trois rois.

L'observation médicale est ici entièrement conforme à l'opinion des poëtes.

La contention d'esprit et l'inaction du corps sont les deux principales causes qui président aux maladies des gens de lettres.

« Peyrilhe rapportait dans ses cours l'observation suivante : Un mathématicien, profondément occupé de certains problèmes qu'il ne pouvait résoudre, s'oubliait près de son épouse chaque fois qu'il allait partager ses feux avec elle, c'est-à-dire que son imagination le reportant sur ses problèmes pendant l'acte, il lui était alors impossible d'éjaculer. Sa femme vint consulter ce médecin habile qui lui conseilla de produire chez son mari une ivresse joyeuse, et de saisir ce moment comme étant le plus propre à recevoir ses caresses. L'avis de M. Peyrilhe, rigoureusement observé, vint combler l'espoir des deux époux ; en un mot, le mari, arraché à ses profondes méditations, rentra dans tous ses droits. » (Maur, *Thèse*, Paris, 1805.)

Mais les choses ne se passent pas toujours ainsi : Newton et W. Pitt moururent vierges ; Kant haïssait les femmes ; Bacon remarque qu'aucun grand homme de l'antiquité ne fut très-adonné aux plaisirs sexuels ; et les anciens, cachant les plus grandes vérités sous les plus ingénieuses allégories, avaient donné à Minerve, la déesse de la science, le surnom de femme sans *mamelles*, et ils la garantissaient des traits de l'Amour avec la tête de Méduse.

Excès de continence. — Les excès de continence, et même la continence absolue, n'ont pas chez tous les hommes la même influence sur le sens vénérien : chez les uns, cette continence irrite les désirs, tandis qu'elle les abat chez les autres. C'est affaire de tempérament et de constitution. Chez les individus d'un tempérament énergique, chez ceux dont l'imagination a des élans irrésistibles, les désirs vénériens ont une puissance étrange qui s'alimente de rêves incessants dans le silence de la solitude, et qui trouve, dans les combats mêmes que la raison livre à la folle du logis, comme dit Montaigne, des excitants nouveaux à l'œuvre de la chair. L'histoire de toutes les religions nous montre de ces martyrs de leur foi, et, dans l'Iliade chrétienne, Saint Jérôme est resté comme le type des tristes victimes de la continence et de la chasteté.

Cependant les constitutions les plus vigoureuses ne sont pas toujours une garantie contre les atteintes anaphrodisiaques de la continence; Galien avait déjà remarqué que les chanteurs et les athlètes, qui, de son temps, se vouaient à la chasteté pour conserver leurs forces, avaient les parties génitales *exilia et rugosa* comme les vieillards. « Un de mes amis, dit-il, étant venu me consulter à l'occasion d'un priapisme, suite d'une continence prolongée, s'étonna de ce qu'un athlète se trouvait placé, par la même cause, dans une circonstance tout opposée. Galien ajoute que ceux, au contraire, qui, dans leur jeunesse, s'étaient abandonnés sans réserve aux jouissances de l'amour, avaient les parties génitales extrêmement développées. »

Excès d'incontinence. — Excès vénérien. — Les excès vénériens sont de toutes les causes physiques d'anaphrodisie la plus fréquente, sinon la plus terrible. L'impuissance qu'ils déterminent n'est quelquefois que passagère; mais dans quelques autres circonstances, au contraire, elle persiste plus ou moins longtemps, et peut même devenir définitive si les organes testiculaires sont épuisés et flétris.

Satyriosis. — Un jeune homme de 20 ans, d'une complexion primitivement forte, presque athlétique, mais affaibli par les excès dont je vais donner l'histoire, s'était, depuis l'âge de 15 à 18 ans, livré à cet acte destructeur dont Tissot a si bien décrit les dangers. Il s'y livrait de préférence dans le bain, et avait quelquefois porté le nombre de pollutions jusqu'à quinze dans un seul jour. Des excès aussi multipliés affaiblirent sa constitution, portèrent atteinte à la force de son intelligence et du trouble dans sa mémoire. D'après les avis de quelques personnes prudentes, ce jeune homme renonça à cette funeste habitude, et, depuis deux ans, il vivait dans la continence la plus exemplaire. Sa constitution s'était raffermie : la mémoire et les autres facultés mentales avaient repris leur ancienne vigueur. Ses parents, qui le destinaient au commerce, le placèrent chez un négociant ; il se livrait à ses nouvelles occupations avec tout le zèle et l'activité que comportaient et son âge et sa constitution robuste. Chéri de ce négociant et de sa femme, dont il recevait tous les jours des témoignages d'amitié, il s'abusa sur le genre d'attachement que la femme avait pour lui, et s'imagina d'en être tendrement aimé; de son côté, il la payait d'un tendre retour. Placé entre la crainte de violer les devoirs de la reconnaissance, et le désir de posséder cette femme qui n'était cependant ni jeune, ni jolie, sa situation devint de jour en jour plus pénible et plus embarrassante. Quand par hasard elle jetait un coup d'œil sur lui, *il entrait en érection et ne tardait pas à éjaculer ;* la nuit, il avait des pollutions fréquentes.

Lésions organiques. — M. X..., garçon, au café de *la Rotonde,* vint me consulter pour un affaiblissement des organes génitaux qui, me dit-il, lui était survenu depuis un mois sans cause connue ; les désirs vénériens n'étaient point éteints ; l'érection, et, par suite, l'éjaculation, étaient seules impossibles.

Le malade était âgé de 23 ans, d'un tempérament lymphatique, mais bien conformé et ayant toujours joui d'une santé générale bonne. Il ne s'était point livré à la masturbation ; il avait eu des chancres et une blennorrhagie traités l'un et l'autre à l'hôpital du Midi, dans le service de M. Vidal (de Cassis), et avait été antérieurement opéré d'un varicocèle, par M. Roux ; cette opération n'avait laissé aucune trace, et, sans les aveux du malade, il eût été difficile de soupçonner une ancienne dilatation variqueuse des veines du cordon spermatique.

Les organes génitaux, parfaitement conformés, ne présentaient rien d'anormal, et leur examen le plus attentif ne put me rendre raison du mal que j'avais à combattre.

J'étais fort embarrassé du diagnostic à porter, et je pesais dans mon esprit les motifs d'une conduite à suivre, quand, machinalement, et bien plus, je l'avoue, pour occuper les loisirs du malade que pour éclairer ma religion, je demandai à voir la langue de mon visiteur, sur laquelle je portai instinctivement les yeux. A cette vue, un horizon nouveau s'ouvrit devant moi, car la langue, rouge et piquetée, ne pouvait me laisser des doutes sur l'existence d'une gastrite.

Dès ce moment, mon diagnostic fut éclairé d'une vive lumière, et, lorsque je sus que les premiers symptômes de l'impuissance coïncidaient avec l'apparition d'une douleur épigastrique, de certains troubles dans les digestions, etc., j'eus la certitude (certitude médicale, bien entendu), que l'affaiblissement de l'organe copulateur était sous la dépendance sympathique de l'affection de l'estomac.

Le traitement fut conforme à cette manière de voir, et le malade, qui espérait s'en retourner avec quelque formule aphrodisiaque (dans le sens ordinaire de ce mot), se montra fort mécontent de la tisane de mauve et du régime émollient que je lui prescrivis.

Cependant il ne dédaigna pas entièrement les conseils que je lui donnais, et comme la santé générale s'améliorait sous l'empire de cette médication, il crut devoir la continuer, sinon pour remédier à son impuissance, du moins pour se débarrasser des malaises et des troubles digestifs qui le tourmentaient.

Néanmoins, à mesure que la langue devenait moins rouge, l'épigastre moins douloureux, et les digestions plus faciles, les forces copulatrices reparaissaient, à ce point que l'*érection d'abord, et le coït* ensuite, furent possibles.

Mais, et c'est ici que se montre un caractère bizarre, la copulation n'était réalisable, ni pendant les digestions, c'est-à-dire pendant les deux ou trois heures qui suivaient les repas, ni dans la position horizontale qui déterminait une pression sur l'épigastre. L'érection de la verge se produisait comme dans les conditions normales; mais si l'une des deux circonstances que je viens de signaler, digestion ou pression épigastrique, existait, l'érection ne se soutenait pas et tombait dans le vagin même après quelques courtes tentatives et avant l'éjaculation du sperme. Le matin, à jeun, était le moment de la journée le plus favorable à l'accomplissement de l'acte, pourvu toutefois que le malade évitât avec soin toute pression sur l'épigastre par une posture dont je dois m'abstenir de parler ici.

Cet état se prolongea assez longtemps, parce qu'il était impossible au malade, eu égard à sa position sociale, garçon de café, de suivre exactement la médication et surtout le régime alimentaire que réclamait sa gastrite. Comme il était venu réclamer mes soins parce qu'il avait l'intention de s'établir marchand de vin et de prendre femme, je lui conseillai vivement de se marier, en lui faisant sentir combien serait plus rapide, sous l'empire des soins domestiques, la guérison de sa maladie d'estomac, et combien serait aussi plus facile le coït, alors qu'il serait exercé au milieu de toutes les commodités de la couche conjugale.

Pendant assez longtemps, le malade, reculant devant

la honte d'un échec marital, n'osa suivre mes conseils, et commença par acheter un fonds de marchand de vin, qui, de serviteur le transformant en maître, lui permit de soigner et de guérir sa gastrite.

Il y a deux mois à peu près, en mars 1854, il vint m'annoncer son mariage, en réclamant de nouveau et plus consciencieusement encore que précédemment, l'assurance qu'il était propre à remplir ses devoirs conjugaux. Un examen attentif et minutieux ne modifia en rien ma manière de voir, et cet homme, aujourd'hui marié, se loue tout à la fois du traitement que je lui ai fait suivre et des conseils que je lui ai donnés.

Facultés affectives. — M. X..., fils d'un général du premier empire, avait été élevé dans le château de son père, et n'en était sorti, à l'âge de 18 ans, que pour entrer à l'École militaire. Pendant cette longue solitude à la campagne, il avait été initié, à l'âge de 14 ans, aux plaisirs de l'amour, par une jeune dame, amie de sa famille. Cette dame, alors âgé de 21 ans, était blonde, portait ses cheveux à l'anglaise, c'est-à-dire en tire-bouchons, et, eu égard aux précautions qu'elle était obligée de prendre pour cacher à tous les regards son intrigue amoureuse, elle n'avait jamais de rapports avec son jeune amant que dans son costume de jour, c'est-à-dire chaussée de brodequins, serrée dans un corset et portant une robe de soie.

Tous ces détails, que j'énumère avec intention, eurent

laplus grande influence, non-seulement sur la faculté excitatrice du sens génital, mais encore sur toute l'existence de M. X...

La jeune dame, fort passionnée, à ce qu'il paraît, abusa des forces du jeune néophyte, et il ne fallut rien moins que le régime sévère et la continence de l'École militaire, pour rendre aux organes génitaux l'énergie qu'avaient compromise des pratiques anticipées et trop fréquentes.

Mais lorsque, rendu à la liberté et aux plaisirs de la vie de garnison, M. X... voulut jouir des droits que la nature semblait lui avoir restitués, il s'aperçut que les désirs vénériens ne s'éveillaient qu'auprès de certaines femmes, et avec le concours de certaines circonstances; ainsi, une femme brune n'excitait en lui aucune émotion, et le costume de nuit suffisait pour éteindre et glacer tout transport amoureux.

Pour que son âme tressaillît sur l'aiguillon du désir et de la volupté, il fallait que la femme fût blonde, coiffée à l'anglaise, chaussée de brodequins, emprisonnée dans un corset, vêtue d'une robe de soie, en un mot, réunît toutes les particularités que le souvenir de M. X... gardait de ses premiers ébats érotiques.

Ce n'était point un de ces souvenirs d'amour insensé, dont le magique pouvoir s'étend sur toute une existence. Dans ses premiers rapprochements sexuels, M. X... n'avait apporté que l'appoint de ses organes; son cœur était toujours resté étranger à cette union, dont le but était le plaisir; et, à vingt-cinq ans d'intervalle, M. X..., en me consultant pour son étrange infirmité, m'avoua n'avoir aimé, *avec le cœur*, qu'une seule femme, à laquelle il n'avait jamais osé adresser ses hommages, parce que, coïncidence bizarre! cette femme était brune.

Sa fortune, son nom, sa position sociale, faisaient depuis longtemps un devoir à M. X... de se marier, et il avait toujours résisté aux sollicitations de sa famille et de ses amis, parce qu'il se savait incapable d'exercer le coït dans le négligé de la couche conjugale. Certes, un semblable motif eût été difficile à pénétrer, car l'infortuné jouissait d'une santé à toute épreuve, était d'un tempérament bilioso-sanguin, avait une taille au-dessus de la moyenne, et une constitution si robuste que, pendant plus de quinze ans, il avait été officier dans un régiment de grosse cavalerie.

Bien évidemment, M. X... n'était atteint que d'une impuissance essentiellement relative; car, lorsque la femme était blonde et lorsque les conditions énumérées plus haut se trouvaient réunies, il accomplissait la fonction copulatrice avec toute l'énergie d'une forte constitution et l'ardeur d'un tempérament amoureux.

Rentré dans la vie civile, et tourmenté plus que jamais par sa famille au sujet de son mariage, il voulut tenter un dernier effort, et vint me consulter dans le courant de l'hiver de 1852.

Pendant la longue conversation que nous eûmes ensemble, je crus m'apercevoir que M. X... n'avait qu'une foi douteuse, non-seulement en moi, mais encore dans cette branche spéciale de la thérapeutique, et que, par conséquent, il me fallait, avant toute chose, et par quelque moyen que ce fût, conquérir sa confiance en faveur de la science, et en même temps en faveur de l'efficacité du traitement que je lui prescrirais.

Dans de semblables occurrences tout discours est superflu, et tout raisonnement se brise contre l'incrédulité systématique du malade; il lui faut un phénomène physique, palpable, matériel, contre la négation duquel sa raison se révolte; ce phénomène obtenu, sa confiance est d'autant plus absolue que son incrédulité a été plus profonde.

En conséquence, je résolus de frapper un grand coup, et sachant bien, par l'expérience que j'en avais acquise, que la moitié seule de mon ordonnance serait exécutée, je prescrivis une potion cantharidée et phosphorée assez énergique, et conseillai le coït avec une femme brune et sans corset, deux heures après son ingestion.

Ainsi que je l'avais prévu, la potion fut avalée, mais le rapprochement sexuel ne fut pas même tenté, car jamais l'homme ne s'expose à un échec amoureux qu'il regarde comme certain.

Mais l'effet que j'attendais de l'emploi des cantharides s'étant produit, et le malade ayant été tourmenté toute la nuit par une érection qui n'était pas sans quelque souffrance, la scène changea de face, et M. X... crut avoir enfin rencontré l'agent médicamenteux qui seul pouvait contre-balancer la fâcheuse influence de son moral.

Le lendemain, ne pouvant venir me revoir, mais voulant reprendre un second flacon de ma *liqueur magique*, comme il m'écrivait, il me demanda s'il pouvait se servir encore de la même ordonnance, ce à quoi je m'opposai, dans la crainte d'une cystite, et lui envoyai une prescription où les cantharides et le phosphore ne jouaient qu'un rôle essentiellement secondaire.

Cette seconde potion, fort peu active, je l'assure, fit autant d'effet que la première, et le malade put enfin exercer le coït avec une femme brune et dépouillée de son corset.

Mais pendant assez longtemps, pendant plus de six mois, les rapprochements sexuels ne furent possibles qu'avec l'aide d'une potion qui était censée contenir l'agent médicamenteux assez puissant pour contre-balancer l'empire de l'âme; ce ne fut que progressivement et à la longue que M. X... parvint à se passer, pour l'accomplissement de l'acte copulateur, du concours de la médecine, et aujourd'hui même, il est parfaitement convaincu que le médicament que je lui ai prescrit a exclusivement agi sur ses organes, et ce serait peut-être s'exposer au retour des phénomènes morbides si l'on parvenait à le convaincre que le traitement qu'il a subi est un traitement purement moral.

CHAPITRE VI

DE LA STÉRILITÉ

La stérilité est l'inaptitude à la procréation. La plupart des auteurs ont confondu l'impuissance avec la stérilité; cependant, il y a une différence entre ces deux expressions, bien que le résultat final, c'est-à-dire la *non-reproduction*, en soit toujours la conséquence.

Dans la *stérilité*, le rapprochement a lieu avec toutes les conditions apparentes d'un coït normal; mais il est *inefficace*, c'est-à-dire qu'il n'est jamais suivi de la *fécondation*.

Dans l'*impuissance*, le coït est incomplet ou tout à fait impossible. Il y a *inaptitude au rapprochement*.

Dans l'un et dans l'autre cas, il y a *incapacité de reproduction*.

Bien que l'une et l'autre de ces deux infirmités s'observent dans les deux sexes, la *stérilité* cependant se rencontre plus fréquemment *chez la femme*, et l'*impuissance* s'adresse plus particulièrement à l'*homme.*

Aussi ne traiterons-nous ce chapitre que succinctement, renvoyant le lecteur, pour plus de détails, à notre dernier ouvrage (*Guide de la femme*, etc.).

Nous allons donc indiquer en peu de mots les causes principales de la stérilité.

Age, vieillesse. — On a cru longtemps que la faculté fécondante n'existait plus chez les vieillards, parce que leur sperme ne contenait pas de spermatozoïdes.

M. Duplay a établi que :

1° La sécrétion du sperme continue à s'effectuer chez les vieillards ; il l'a constaté sur un homme de quatre-vingt-six ans, et tout porte à croire, dit-il, qu'elle se prolonge jusque dans un âge beaucoup plus avancé.

2° Cette sécrétion est généralement moins abondante que chez l'adulte ; chez quelques vieillards, elle se trouve cependant en aussi grande quantité, et le sperme est aussi consistant.

3° Contrairement à l'opinion généralement admise par les physiologistes, les spermatozoïdes se retrouvent dans le sperme des vieillards, moins nombreux, moins bien conformés dans certains cas que chez l'adulte ; mais dans d'autres, ayant les caractères qu'ils présentent pendant la période moyenne de la vie.

4° Si les vieillards ne sont plus aptes à se reproduire, cela tient moins à la composition de leur sperme qu'aux autres conditions de l'acte reproducteur.

Le docteur Roubaud attribue la stérilité chez les vieillards à la faiblesse des érections; le sperme ne peut être projeté assez loin.

Tempérament. — Il n'existe pas, à proprement parler, de tempérament infécond; cependant un coït accompli avec une exaltation de volupté, proche parent de l'épilepsie, donne assez ordinairement, au point de vue de la génération, des résultats négatifs.

Mais cet état de surexcitation épileptiforme est essentiellement relatif et passager; le changement l'altère, l'habitude l'émousse et la satiété le détruit.

Constitution. — Il en est de même des constitutions, en tant qu'elles n'ont pas franchi les barrières de la santé; je n'en sais aucune qui soit fatalement cause de stérilité, car on rencontre tous les jours dans le monde des hommes faibles et délicats procréer des enfants robustes et vigoureux.

État de maladie. — Nous savions déjà que des tuberculeux au deuxième et même au troisième degré deviennent pères; que certains hommes, avec des cancers en pleine suppuration, ont des enfants; aussi chez ces malades la sécrétion spermatique ne paraît pas altérée. M. Duplay a confirmé l'observation clinique par l'examen microscopique; chez trente-sept vieillards il a rencontré des animalcules spermatiques.

Absence des testicules. — Jusqu'à Hunter, les anatomistes n'ont fait aucune difficulté d'admettre, non-seulement comme possible, mais encore comme assez commune, l'absence des deux testicules ; bien plus, cette absence ayant été constatée chez des individus qui avaient fait preuve tout à la fois de désirs vénériens, de virilité et de fécondité, on en avait naturellement conclu que les testicules n'étaient pas nécessaires à la fonction génitale ; aussi Cabrol n'éprouvait aucune répugnance, dans des cas pareils, à consulter le mariage. « Vous entendrez, dit-il, qu'estant moy a Beaucaire, je feus appellé pour avoir advis de moy par les parents d'un jeune homme de ladicte ville, aagé de XXII ans ou environ, pour sçavoir si on le marierait ou si on le ferait d'église, veu qu'il n'avait point aucun testicule. Je leur conseillay de le marier, le voyant gaillard, non efféminé. Il est encore en vie et a eu deux enfants de son mariage. »

Et comme s'il eût senti combien peu était rigoureuse une semblable observation, le même auteur raconte l'histoire d'un homme qui fut pendu, pour viol, à Montpellier, et dont il fut chargé de faire l'autopsie. « Entre autres choses, dit Cabrol, le plus rare c'est qu'il ne lui feust trouvé aucun testicule, ni extérieurement ni intérieurement ; bien luy trousvasmes-nous ses gardouches ou greniers autant remplis de semence qu'à homme que j'aye anathomisé depuis ; cela estonna merveilleusement toute l'assistance. »

Nous ne nous arrêterons pas à l'opinion de Cabrol que la médecine moderne répudie ; nous dirons simplement que :

1° L'absence congénitale d'un testicule existe, mais c'est un accident sans influence bien marquée et sur les désirs vénériens et sur l'acte fécondant.

2° L'absence congénitale des deux testicules, cause radicale d'impuissance et de stérilité, est possible, et se traduit toujours par l'absence des désirs vénériens et des spermatozoïdes, et par la substitution des attributs physiques et moraux de la femme aux caractères constitutifs de l'homme.

Déplacement des testicules. — Hunter a émis l'opinion que les testicules absents du scrotum, c'est-à-dire retenus dans un point de leur parcours, étaient atrophiés, et, par conséquent, cessaient de sécréter le sperme. Plusieurs faits tendent à infirmer cette opinion, mais, en l'admettant même dans sa plus grande rigueur, il ne faudrait, dit le docteur Roubaud, déclarer un homme impuissant et stérile, pour cause d'atrophie testiculaire, que si les deux testicules étaient retenus dans le ventre ou à l'aine, car la présence d'un seul de ces organes dans le scrotum suffit non-seulement pour éveiller les désirs vénériens, mais encore pour satisfaire à toutes les conditions de la fécondité.

Atrophie des testicules. — a. *Arrêt de développement.* — L'arrêt de développement qu'éprouvent les testicules retenus dans un point de leur parcours n'est pas toujours une cause de stérilité; mais quand l'atrophie est complète, quand la substance testiculaire est absente entièrement de la tunique albuginée, l'art est impuissant, la stérilité est incurable, et de plus, tout le sens génital est mort; nul désir vénérien, nulle aspiration vers les voluptés amoureuses, que serait d'ailleurs incapable de faire goûter et d'éprouver elle-même une verge réduite à des proportions microscopiques.

b. *Lésions de l'innervation.* — Les lésions de l'innervation comme causes d'atrophie des testicules ne peuvent être mises en doute : Lawence, Courling, etc., citent des exemples d'atrophie testiculaire survenue à la suite de blessures à la tête. Wardrop raconte que le même accident survint chez un homme qui avait reçu un coup violent au niveau de la région lombaire.

c. *Compression.* — L'effet que la compression amène dans la consistance et le volume des testicules ont été notés dès la plus haute antiquité. Cependant il faut se garder d'attribuer à la compression une importance qu'elle n'a pas, à moins que l'accident produit n'ait acquis une durée et un développement considérable; ainsi l'hydrocèle et le varicocèle ne sont pas toujours des motifs de stérilité.

d. *Inflammation.* — L'inflammation testiculaire est d'autant plus grave que dans certains cas elle amène la fonte de l'organe. Hamilton et Hunter, le grand chirurgien anglais, en citent plusieurs exemples.

e. *Action de certaines substances.* — Tout en laissant de côté les fables ridicules dans lesquelles se sont complu nos pères à propos de certaines substances, nous reconnaîtrons cependant l'action bien manifeste de certains agents sur les glandes en général, et en particulier, sur les testicules : de ce nombre est l'iode, dont l'action prolongée amène la destruction testiculaire.

f. *Causes diverses et inconnues.* — S'il faut en croire Wardrop, le système circulatoire ne serait pas sans influence sur l'atrophie testiculaire.

Les excès vénériens ont aussi une fâcheuse influence sur les testicules, mais ils n'en amènent l'atrophie que *secondairement*, c'est-à-dire que, considérés comme une source féconde et permanente d'excitations testiculaires, ils sont capables de déterminer dans ces glandes une inflammation désorganisatrice.

Dégénérescence des testicules. Castration. — Toute dégénérescence, quelle que soit sa nature, en altérant profondément les conditions anatomiques du testicule, jette fatalement le trouble dans ses conditions physiologiques, tantôt en tarissant la source de la sécrétion spermatique, et tantôt en faisant perdre au produit de cette sécrétion ses éléments ou attributs de liqueur fécondante.

Ces transformations morbides dont le testicule peut être l'objet sont très-nombreuses : mais, comme l'histoire de telles affections est du domaine d'un traité de pathologie, nous les laisserons de côté, et nous dirons seulement quelques mots de la castration.

Quand l'opération n'enlève qu'un seul testicule, alors que son congénère n'est pas malade, la faculté fécondante est conservée; elle n'est complétement éteinte que lorsque les deux testicules sont extirpés. Cependant, il n'est pas déraisonnable d'admettre que, si avant leur ablation, les testicules étaient sains, la faculté fécondante, due à la présence du sperme contenu dans les vésicules séminales, ne se conserve encore pendant un certain temps; mais cette faculté doit se perdre après une ou deux éjaculations. Quand les testicules, au contraire, ont été extirpés à la suite d'une dégénérescence quelconque, il est déraisonnable d'admettre que la faculté fécondante survit même temporairement, car, par l'effet seul de la dégénérescence, la sécrétion spermatique est depuis longtemps viciée ou abolie.

Les stigmates que la castration imprime à la victime diffèrent selon que l'opération a été subie avant ou après la puberté. Dans le premier cas, l'individu est pour toujours privé des signes et des attributs de la masculinité; la barbe est absente du visage; les poils rares et fins au pubis; le tissu graisseux et les formes arrondies prédominent comme chez les femmes; les mamelles acquièrent un volume inaccoutumé pendant que les organes externes de la génération sont remarquables par leur petitesse; la voix garde un timbre enfantin bien connu dans le plain-chant de la chapelle Sixtine; enfin, les facultés morales et intellectuelles subissent elles-mêmes une dégradation qui les harmonise avec l'avilissement de la nature physique.

Quand la castration a eu lieu après la puberté les attributs acquis ne se perdent pas; seulement, la barbe devient moins longue et moins épaisse, et le moral subit un changement funeste : le malheureux mutilé, honteux de lui-même, inutile à l'espèce, tombe dans une mélancolie profonde qui souvent n'a d'autre refuge que le suicide.

Maladies des enveloppes du testicule. — Dans un très-grand nombre de cas, la fonction spermatique n'est altérée ni par un hydrocèle, ni par un varicocèle, ni par un hématocèle, ni par toute autre tumeur, quelque volumineuse qu'on la suppose. De plus, dans les cas où par suite d'une maladie des enveloppes du testicule, la faculté procréatrice se suspend, on ne doit pas fatalement conclure à l'atrophie de la glande, car la stérilité, ou si l'on veut, l'absence des spermatozoïdes dans le liquide éjaculé, peut être le résultat d'une simple action mécanique et non celui d'une altération de la sécrétion testiculaire.

Voici le fait assez curieux sur lequel s'appuie le docteur Roubaud :

Un homme de 26 ans à peu près, dit-il, employé dans un des manéges de Paris, portait une double hydrocèle, qui finit par prendre un volume assez considérable pour engager le malade à me consulter, malgré l'effroi que lui inspirait la pensée d'une opération quelconque. Marié et père déjà de deux enfants, il m'avoua que depuis quelque temps il paraissait avoir perdu ses facultés fécondantes; je constatai, en effet, que le liquide éjaculé ne contenait pas de spermatozoïdes. Je crus à une atrophie testiculaire déterminée par l'hydrocèle, et, dans la pensée d'arrêter, s'il en était temps encore, la désorganisation compfète de l'organe, je proposai la ponction de la double tumeur.

Le malade, ainsi que je l'ai dit, était très-pusillanime; il consentit à la ponction, mais ne voulut à aucun prix permettre l'injection d'une liqueur irritante, préférant, disait-il, se faire reponctionner si la tumeur se reproduisait.

Je dus céder devant une volonté si fermement arrêtée, et je ne pratiquai que la double ponction à vingt-quatre heures d'intervalle.

Comme on devait s'y attendre, surtout chez cet homme qui montait tous les jours à cheval, l'hydrocèle reparut; mais, dans l'intervalle qui s'écoula entre la ponction de la tumeur et le retour de celle-ci au volume énorme qui avait amené chez moi le malade, ce dernier avait recouvré ses facultés fécondantes, car, outre la grossesse de sa femme (ce qui peut-être n'eût pas été une preuve à l'abri de tout reproche), je constatai la présence des spermatozoïdes dans sa liqueur séminale.

Quand l'hydrocèle présenta de nouveau l'énorme volume de la première fois, les animalcules spermatiques disparurent encore du liquide éjaculé, et reparurent après une seconde ponction de la tumeur.

Enfin le malade se décida à supporter l'injection iodée, qui le débarrassa tout à la fois de son hydropisie de la tunique vaginale et de sa stérilité temporaire.

Nous n'en finirions pas si nous voulions analyser toutes les causes de stérilité, après celles dont nous venons de parler; citons encore :

Les maladiesdes annexes du testicule (épididyme, canal déférent);

Les maladies des vésicules séminales;

Les affections des canaux éjaculateurs et de la prostate;

Les affections du canal de l'urèthre;

Certains états congénitaux ou accidentels de la verge;

L'altération du sperme.

CHAPITRE VII

DES FRAUDES

Dans un précédent ouvrage (voir notre *Guide de la femme*) nous avons déjà parlé des *fraudes,* et montré les dangers et inconvénients qui en résultent pour la femme qui s'y livre; aujourd'hui nous ferons voir l'influence des fraudes sur l'homme ; puis nous montrerons qu'elles entraînent des accidents communs aux deux sexes, et qu'elles ont un fâcheux retentissement sur la famille et sur la société.

Accidents locaux chez l'homme. — Quoique les fraudes génésiques, dit le docteur Bergeret[1], soient loin d'entraîner des conséquences aussi graves pour l'homme que pour la femme, par la raison que son rôle, dans les

[1] *Des fraudes,* par le docteur Bergeret. Librairie J.-B. Baillière.

fonctions de reproduction, se borne au rapprochement des sexes, il n'arrive pas moins, assez souvent, qu'il devient victime d'accidents plus ou moins sérieux, résultant de la pratique des manœuvres frauduleuses.

Selon Mahomet, l'homme ne doit se livrer au coït qu'une fois par semaine ; selon Zoroastre, une fois tous les dix jours, et d'après Solon, une fois tous les onze jours.

Combien devraient mettre à profit le conseil qu'un médecin donnait à un jeune homme : « Si votre constitution est faible et délicate, fuyez les plaisirs de l'amour ; il y a ici une couche d'épines enfouie sous des roses. Mais l'excitant prolifique vous agite-t-il sans cesse, conduisez-vous selon votre âge ; de 25 à 36 ans, vivez sur le revenu, de 36 à 45, faites des économies ; depuis 45 jusqu'à la fin, gardez précieusement le capital. »

L'abbé Maury disait à Portal : « Je tiens pour certain que passé 50 ans un homme de sens doit renoncer au plaisir de l'amour ; chaque fois qu'il s'y livre, c'est une pelletée de terre qu'il se jette sur la tête. » D'autres accordent jusqu'à 60 ans.

a. *Urétrites.* — J'ai soigné des hommes pour des urétrites qu'ils avaient contractées en ayant des rapports génésiques durant les menstrues. Ils avaient choisi ce moment dans la pensée que la conception était impossible, et afin de l'éviter.

b. *Maladies de la prostate.* — Un vieillard de 64 ans

avait eu un grand nombre de maîtresses, sans se donner l'embarras d'une grossesse, tant il était habile fraudeur.

A 58 ans, il commence à éprouver des difficultés dans l'émission des urines ; je l'engage à être continent, mais il n'en fait rien. Les fonctions vésicales s'altèrent davantage d'année en année.

A 64 ans, rétention d'urine complète après une course en voiture. Au toucher rectal, prostate énorme. Je suis obligé de recourir à la sonde : son introduction est très-difficile.

Plusieurs jours se passent ainsi sans que la vessie parvienne à surmonter l'obstacle prostatique. Un jour, je fus retenu auprès d'une femme en couches et ne pus aller sonder mon malade ; il attendit au milieu des plus vives souffrances. Enfin, n'en pouvant plus, il fit venir un autre médecin; mais le cathétérisme était si difficile, que celui-ci ne put pénétrer dans la vessie.

A mon arrivée, je trouvai le malade en proie à un violent frisson; une douleur déchirante s'était fait sentir dans les reins. Je me hâtai de le sonder, je vis sortir une urine sanglante. Une demi-heure après, le malade réclama de nouveau la sonde; je retirai du sang presque pur; puis, de demi-heure en demi-heure il fallut renouveler l'opération, qui ne ramenait plus que du sang. Au frisson avait succédé un pouls petit et d'une fréquence désespérante; sueurs froides; mort au bout de vingt-quatre heures.

Je demandai à faire l'autopsie et je trouvai un des uretères assez dilaté pour admettre le pouce; le rein du même côté avait été déchiré par l'accumulation de l'urine dans ses bassinets; c'était cette déchirure qui, en atteignant les gros vaisseaux du parenchyme rénal, avait donné lieu à cette hémorrhagie mortelle. L'examen de la vessie me fit rencontrer, en arrière du col, une sorte de soupape formée par le lobe moyen de la prostate, qui était devenu le siége d'une forte hypertrophie; c'était cette soupape accidentelle qui gênaît l'émission des urines.

J'ai soigné plusieurs vieillards chez lesquels, dans de pareilles conditions, après des rétentions d'urine fréquentes, la vessie s'était raccornie, formant une tumeur dure au-dessus du pubis. L'urine avait fini par se créer une voie anormale à travers le périnée; abcès urineux, suivis de fistules. Ils sont morts d'épuisement causé par des eschares au sacrum.

Tous ces hommes avaient été fort débauchés et ne s'étaient arrêtés dans leurs habitudes qu'à l'invasion de la maladie.

— M. X..., éprouvait des besoins d'uriner presque incessants; ayant eu l'idée de laisser une sonde en caoutchouc à demeure dans la vessie, parce que le cathétérisme le faisait trop souffrir, il arriva qu'un abcès, formé entre la vessie et le rectum, fit communiquer ces deux cavités, et que l'extrémité de la sonde pénétra dans l'intestin; les matières fécales l'entraînèrent avec elles.

Un matin, le malade, en s'éveillant, vit que le bout de la sonde, qui dépassait la verge, avait disparu ; il l'a chercha en vain dans son lit ; dans la journée, en allant à la garde-robe, il sentit qu'elle franchissait l'anus.

Impuissance. — L'emploi des fraudes conduit à une impuissance prématurée.

J'ai vu des hommes, jeunes encore, déplorer amèrement le malheur qu'ils avaient eu de gaspiller leur jeunesse et leur virilité dans les plaisirs de contrebande ; ils faisaient en vain toutes sortes de traitements dans le but de ranimer ce feu vital qu'ils avaient jadis activé trop vivement. C'était quelquefois des célibataires fatigués d'une vie de débauche et songeant à se marier pour mettre fin à une jeunesse orageuse. Mais, au moment où ils rêvaient déjà les joies de la famille, les douceurs de la paternité, ils s'apercevaient que leur puissance génitale était épuisée. Leur vie en était empoisonnée et ils tombaient dans une sombre mélancolie.

ACCIDENTS GÉNÉRAUX COMMUNS AUX DEUX SEXES

§ I. — SYSTÈME NERVEUX

La surexcitation du système nerveux provoquée par l'emploi des fraudes peut donner lieu à deux maladies affreuses, la *nymphomanie* chez la femme (voir notre

Guide de la femme) et le *satyriasis* chez l'homme (voir les chapitres sur l'*Impuissance* dans cet ouvrage).

— Une jeune fille chez laquelle son amant avait à un haut degré surexcité le sens génital, par toutes sortes de manœuvres érotiques et frauduleuses, tomba dans un état de nymphomanie qui, à toute heure du jour et de la nuit, lui faisait rechercher son amant. Mais cette jeune fille était naturellement timide, et, comprenant tout ce qu'avaient d'inconvenant les poursuites dont elle l'obsédait, elle se livrait à de copieuses libations pour exciter sa hardiesse par un commencement d'ébriété. Elle finit par se mettre tous les jours dans cet état d'alcoolisme qui, au bout de quelques mois, alluma une gastro-entérite suraiguë à laquelle je l'ai vue succomber très-rapidement. La maladie était caractérisée surtout par un flux de sang tellement abondant qu'il eut bientôt fait d'épuiser les forces.

— Homme de 50 ans :

Brillante et forte organisation qui, si elle eût été livrée à des travaux sérieux et réguliers, aurait pu parvenir à faire de grandes et belles œuvres. Mais, malheureusement, cet homme a été jeté par les circonstances au milieu d'un monde où l'on mène une *vie Régence* Il est tombé entre les mains de ces femmes dangereuses, véritables Circés, qui ont le don funeste de changer les hommes en bêtes. Il s'est plongé aveuglément dans la débauche, sans la moindre réserve, abusant des facultés dont il était doué pour courir de conquête en conquête:

toujours fraudant, pour ne pas compromettre les femmes et ne pas se donner à lui-même les embarras d'une paternité irrégulière. Ces excès ont été supportés pendant quelques années; puis, les fonctions de l'estomac se sont troublées, parce que, pour soutenir ses forces e suffire à toutes ses débauches, il usait d'une nourriture plus copieuse et plus stimulante que ne le comportait son organisation. Il fut pris de crampes d'estomac qui lui arrachaient des cris. Après les désordres gastriques sont arrivées l'hypocondrie, les névropathies de tout genre. Il passait des nuits affreuses; au milieu de ses insomnies, des images érotiques venaient le poursuivre et le dominer si impérieusement qu'il lui était arrivé de quitter son domicile, à deux heures du matin, pour aller trouver une de ses maîtresses. Mais il me racontait qu'à son retour il avait tellement honte de lui-même, il éprouvait un dégoût de la vie tel, que, sans la crainte de déshonorer sa famille, il n'eût pas hésité à se donner la mort. Enfin, cet homme est tombé dans une démence complète, avec des excès de manie furieuse, durant lesquels son imagination était poursuivie par des spectres féminins contre lesquels il luttait avec frénésie.

Je dois signaler une remarque dont il m'a fait part au début de sa maladie, parce qu'elle se rapporte directement au sujet que je traite; il m'a dit, spontanément, sans que je lui en eusse posé la question, que ce qui lui avait le plus agacé les nerfs, c'était la nécessité où il avait été de frauder avec la plupart de ses maîtresses.

Il avait été frappé de ce que, avec les femmes qui n'exigeaient pas cette mesure de précaution, il s'énervait beaucoup moins.

— Femme de 25 ans :

Elle présente ces traits fins, cette expression de candeur virginale que l'on admire dans les vierges de l'École italienne ; elle vient me consulter pour un état de souffrance, de névropathie générale dont elle ne peut, dit-elle, ou plutôt, dont elle n'ose pas me dire la cause. Je la devine : elle est mariée depuis trois ans, n'a pas d'enfants, et je sais que sa famille lui a fait épouser, malgré elle, un homme à figure ignoble, bestiale, qui ne doit avoir que les instincts de la brute. Je l'interroge sur ses rapports avec son mari : elle rougit, et pressée par mes demandes, elle finit par m'avouer que jamais il n'a eu avec elle un rapport complet, régulier, qu'il a des penchants dépravés qui lui inspirent un affreux dégoût ; qu'elle l'évite autant qu'elle peut et que lui, blessé de sa délicatesse, satisfait tout seul ses instincts immondes, sans même respecter sa présence.

— On vient me chercher au milieu de la nuit pour une fille qui était en proie à une crise de nerfs épouvantable. Elle n'en avait jamais eu, et ses parents étaient d'autant plus surpris qu'ils ne connaissaient aucun motif qui eût pu la déterminer. Je savais que cette fille, qui était pauvre, passait pour être la maîtresse d'un vieux monsieur connu pour ses goûts de débauche. J'éloignai les parents sous divers prétextes, et, seul avec la malade, je la sommai de me dire ce qui lui était arrivé. Alors elle me raconta que, tandis qu'elle avait son amant dans ses bras, tout à coup les mouvements de cet homme avaient cessé, ses yeux s'étaient renversés, une phrase commencée avait expiré sur ses lèvres; elle l'appelle, elle crie; pas un mot; elle voit que, dans ses bras, elle n'a qu'un cadavre qu'elle repousse précipitamment; elle se sauve à toutes jambes. C'est à son arrivée dans sa famille qu'elle avait été prise d'une attaque de nerfs.

Le lendemain, de grand matin, on vint me chercher pour M. X... qu'on a trouvé dans son lit, inanimé. Je constate le décès, et bientôt le bruit se répand que M. X... est mort, *durant son sommeil*, d'une attaque d'apoplexie foudroyante.

— Homme de 56 ans :

Fort libertin.

Il était sujet à des pesanteurs de tête, des vertiges, pour lesquels il m'avait consulté. Connaissant ses inclinations perverses, je lui avais prêché la continence; mais, Lovelace incorrigible, il ne suivit pas mes avis et trouva la mort où il cherchait le plaisir. L'attaque l'a surpris au milieu de ses manœuvres lubriques.

§ II. — SYSTÈME CIRCULATOIRE

Les excès vénériens surexcitent vivement le cœur, surtout dans les organisations très-impressionnables.

Le rapprochement des sexes le plus simple, le plus naturel, provoque souvent de vives palpitations.

— Femme de 26 ans :

Elle est délicate, fort sensible; mariée depuis trois ans, elle n'a pas d'enfants.

Elle attribue sa stérilité à ce qu'elle ne peut sentir les approches de son mari sans avoir des battements de cœur intolérables, qui la suffoquent et troublent tout à fait la fonction qu'elle voudrait remplir. Pourtant l'examen du cœur ne fait découvrir aucun signe de lésion organique.

On connaît l'histoire de cette prostituée dont parle Morgagni, et qui mourut d'une déchirure au cœur entre les bras d'un homme.

— Fille de 48 ans :

Elle avait mené une vie fort galante, ayant quelquefois plusieurs amants fraudeurs. Elle m'a confessé que, dès sa jeunesse, l'orgasme vénérien provoquait en elle une si vive surexcitation du cœur que, longtemps même après l'acte accompli, elle avait remarqué une telle fréquence de son pouls, qu'il lui était impossible de le compter.

Je l'ai vue mourir d'une affection organique du cœur.

— Jeune homme de 24 ans :

Plein d'intelligence et d'avenir, très-ardent par tempérament, il avait eu le malheur de se lier avec une fille plus passionnée que lui. Il éprouvait de telles palpitations, après avoir eu des rapports frauduleux avec elle, que j'ai été appelé un jour pour le voir en cet état. Il était blême : une sueur froide ruisselait sur son visage ; le pouls n'offrait plus qu'un frémissement si désordonné qu'il était impossible de saisir une seule pulsation.

Je conseillai aux amants de se séparer. Mais ils n'en eurent pas le courage. La maladie du cœur força bientôt le jeune homme à prendre le lit, où il a traîné longtemps jusqu'à la mort.

— Un ancien militaire, malgré 60 ans accomplis, continuait à satisfaire ses goûts de débauche.

Il vient me consulter pour de la dyspnée, accompagnée de battements de cœur qui se font sentir surtout après le coït. Il a une servante-maîtresse avec laquelle il fraude depuis longtemps.

Je constate chez lui une hypertrophie du cœur déjà avancée, et connaissant ses habitudes, je lui défends tout rapport sexuel. — Vous avez bien raison, docteur, me dit-il ; chaque fois que je *vois* une femme, mes palpitations redoublent au point de me suffoquer ; mais, s'il faut vivre sans femme, j'aime autant mourir.

Peu de jours après, on entend une détonation dans

l'intérieur de son logis; on accourt, il venait de se brûler la cervelle. Comme il respirait encore, on m'appelle. Je le trouve mort à mon arrivée. Un de ses amis me raconte que la fille avec laquelle il assouvissait sa passion surannée lui a fait l'aveu que, peu d'instants avant le suicide, il avait eu la velléité de la caresser, mais qu'une forte palpitation l'ayant empêché de se satisfaire, il était sorti de sa chambre désespéré : peu d'instants après, la fatale détonation était venue frapper ses oreilles.

§ III. — SYSTÈME RESPIRATOIRE

Les jouissances de l'amour portent vivement le sang vers les poumons.

— Homme extrêmement ardent, issu d'un père et d'une mère asthmatiques, déjà emphysémateux lui-même à 35 ans.

Après chaque nuit de débauche, il sentait son oppression habituelle s'exaspérer à un haut degré, arriver même à la suffocation. Ses parents, qui avaient vécu sages, sont parvenus à 80 ans. Il est mort à 45 ans, d'une congestion pulmonaire, après un voyage fait avec une de ses maîtresses qu'il énervait tellement par ses manœuvres frauduleuses, que je l'ai soignée longtemps pour des accidents névropathiques.

— Jeune homme de 22 ans :

Issu de parents non phthisiques.

Pendant une nuit de carnaval, durant laquelle il a plusieurs rapports frauduleux avec sa maîtresse, tout à coup, pendant le coït, suffocation, quinte de toux brusque ; le sang jaillit de sa bouche ; la figure de sa maîtresse en est toute maculée.

Il ne s'est jamais remis de cette hémoptysie, et il est mort poitrinaire après avoir langui deux ou trois ans.

— Homme d'une force herculéenne ; ancien militaire, 52 ans :

Toux, dyspnée, fièvre. Comptant sur sa robuste constitution, il n'y fait pas d'abord une attention sérieuse. Enfin, il est obligé de garder le lit. Je suis appelé à l'examiner, et le trouve phthisique. Il était soigné par une jeune fille d'une puissante organisation avec laquelle il vivait maritalement depuis quelques années, mais en se gardant bien de lui faire des enfants. Quand le mal fut arrivé à sa dernière période, bien des fois, se sentant mourir, il m'a répété, en me désignant sa chambrière : *C'est elle qui m'a tué !*

— Homme de quarante ans, dont la sœur était morte phtisique deux ans auparavant :

En examinant sa poitrine, je trouve des signes de tubercules crûs et même un peu ramollis, au sommet des deux poumons.

Trois jours après, on me dit qu'il vient d'épouser une jeune fille. Il y avait six semaines environ qu'il était marié, lorsque je le vis au lit avec la fièvre; le sommet des poumons se décompose; gargouillement de toutes parts; le mal prend des allures galopantes, bientôt il est au dernier degré. Huit jours avant sa mort, sa femme me demandait encore s'il n'était pas dangereux pour elle de subir ses caresses, parce qu'il était toujours empressé de l'en gratifier, et qu'elle ne s'y soumettait qu'avec la plus grande crainte et le plus profond dégoût.

— Un ami vient me consulter pour savoir s'il peut se marier, malgré une toux qu'il éprouve depuis quelque temps.

Je trouve de la submatité au sommet des poumons, un souffle rude, et je me contente, pour ne pas jeter des idées trop sinistres dans son esprit, de lui dire qu'il doit ajourner ses projets de mariage, jusqu'à ce que la toux soit passée; mais, peu de temps après, on m'annonce qu'il va prendre femme. Sept mois après son mariage, je suis appelé près de lui; ses poumons étaient en pleine décomposition. Il me confesse humblement qu'il n'a pas assez tenu compte de mes avis. Mais, disait-il, j'étais entraîné par la passion, et je ne pouvais croire qu'un homme, sérieusement malade, pût éprouver des ardeurs pareilles. Il avait fraudé avec sa jeune femme, et n'avait point connu de mesure dans ses rapports conjugaux.

Un an après sa mort, sa veuve prend un second époux, à ma grande surprise, car j'avais plusieurs fois entendu sortir de sa poitrine une toux fort suspecte. Ses pommettes s'allumaient d'une rougeur fébrile; elle avait le sang brûlé par la même fièvre qui avait dévoré son premier mari. Le second était fraudeur comme le premier. Elle meurt dix mois après son mariage.

— Jeune et jolie femme de vingt-quatre ans :

Mariée depuis trois ans, sans enfants, elle appartient à un de ces industriels nomades qui errent de ville en ville.

Appelé près d'elle, je lui trouve une phthisie passant du premier au deuxième degré. Voyant de quelle admirable organisation la nature l'avait douée, je lui demande, en présence de son mari, comment il se fait qu'elle n'ait pas eu d'enfants; j'ajoute que sa santé se serait probablement bien trouvée d'une ou deux grossesses. Elle garde le silence, baisse les yeux, et je crois même avoir vu une larme glisser sur sa paupière. Le mari, gros homme joufflu, à figure commune, et ne respirant que le plus bas égoïsme, se hâte de prendre la parole pour me jeter à la tête cette ignoble réponse : *Ah! monsieur, vous ne savez donc pas que, dans la vie, les enfants ne servent que d'embarras?* A ces mots, la malade éclata en sanglots : l'émotion la suffoquait; elle fut prise d'un accès de toux si fort qu'elle se mit à cracher le sang à pleine bouche.

§ IV. — SYSTÈME DIGESTIF

— Deux jeunes époux viennent se plaindre de dérangements nombreux dans leur santé.

Mariés depuis huit mois, pas d'enfants. Le mari n'accuse qu'une gastralgie assez forte, mais la femme se plaint d'une leucorrhée abondante qui l'énerve, d'une chaleur hypogastrique telle qu'il lui semble avoir du feu dans le ventre ; digestions pénibles, vomissements fréquents après les repas. Ce qui inquiète le plus ces époux, ce sont les dérangements d'estomac. Ils me déclarent que, s'ils n'ont pas d'enfant, tout en usant très-médiocrement des plaisirs de l'amour, *ils ont fait tout ce qu'ils ont pu* pour n'en point avoir. Je les engage à se réformer sur ce point, leur promettant que, quand ils auraient de la progéniture, déjà même quand la femme serait grosse, leur digestion se ferait mieux.

En effet, l'année suivante, je les vis bien portants à côté d'un berceau, et ils me remercièrent du bon avis que je leur avais donné.

— Une jeune fille, jusqu'à quarante et un ans, s'était livrée à des fraudes qui l'avaient émaciée au point qu'elle n'avait plus que la peau sur le squelette.

A cet âge avancé, son amant s'oublie un jour ; elle devient enceinte. Sous l'influence de la grossesse, elle reprend de la fraîcheur et de l'embonpoint.

DANGERS ET INCONVÉNIENTS DES FRAUDES POUR LA FAMILLE

§ I. — DÉBAUCHES ET JALOUSIES DU MARI

Les maris qui fraudent sont des hommes égoïstes, lâches, paresseux, qui ne veulent pas se donner l'embarras d'élever de nombreux enfants, afin *de jouir de la vie*, selon leur expression. Cet amour du confortable, des jouissances matérielles, est le principal motif de l'emploi des fraudes.

Mais ces rapprochements anormaux conduisent à des incidents qui viennent jeter une perturbation profonde dans les familles; quoique le mari ait la conviction qu'il a pris parfaitement ses mesures, la femme devient enceinte, et la jalousie éclate avec toutes ses fureurs.

Ce résultat peut se montrer dans deux circonstances :

Un mari rentre la nuit, au sortir d'une séance bachique; il est plus ou moins surexcité par des libations alcooliques. Il caresse sa femme avec la pensée que, selon son habitude, il prend complétement ses précautions pour éviter la grossesse ; mais les fumées du vin troublant sa cervelle alourdie par la fatigue et le sommeil, il opère maladroitement; puis, sa passion satisfaite, il s'endort paisiblement. Quelques semaines après, la femme ne voit pas revenir ses règles, et annonce au mari stupéfait qu'elle est enceinte.

D'autres fois, un mari très-salace voit sa femme plusieurs fois dans la même nuit, à de courts intervalles. Quoiqu'il fraude très-exactement, il peut se faire que quelques gouttes de sperme, restées dans l'urèthre après un premier coït, et portées sur le col utérin à l'occasion des secondes approches, déterminent la fécondation.

J'ai été le confident de la surprise des maris et des orages intérieurs dont ces fraudes, suivies pourtant de grossesse, avaient été la source.

Les fraudes démoralisent l'union conjugale, soulèvent des malentendus et des discordes qui sont aussi le point de départ de séparations et d'actes dans lesquels la médecine légale doit intervenir.

Ainsi, j'ai vu des époux se séparer à l'occasion de conception dont le mari déclarait qu'il était impossible qu'il fût l'auteur, quoique j'eusse les meilleures raisons de croire que la femme était parfaitement innocente.

§ II. — DÉMORALISATION DE LA FEMME

Les fraudes conjugales deviennent pour la femme une école de démoralisation. Beaucoup de femmes, primitivement vertueuses, qui sont tombées dans l'adultère, avaient des maris fraudeurs. Ceux-ci, après leur avoir enseigné tous les raffinements honteux de la lubricité, poussent encore la maladresse jusqu'à courir les aventures; alors la femme, dont les sens sont surexcités et l'amour-propre blessé, met en pratique avec d'autres hommes les leçons qu'elle a reçues de son mari.

— J'ai soigné une malheureuse femme qu'un pareil égarement avait jeté dans les bras d'un amant. Celui-ci, moins habile fraudeur que le mari, la rendit grosse. Elle fut obligée d'aller accoucher clandestinement dans une grande ville, et de mettre son enfant à l'hospice de Saint-Vincent-de-Paul. Le mari ne voulut jamais la revoir.

Il est aussi des maris fraudeurs qui, très-prompts dans la satisfaction de leurs besoins génésiques, ont des femmes dont la sensibilité est lente à s'émouvoir. Il en résulte que celles-ci éprouvent un désappointement qui les porte à rechercher des hommes dont le tempérament est plus en rapport avec le leur.

— Une femme vient me montrer des chancres à la vulve. Connaissant son mari pour un homme d'une conduite irréprochable, un homme très-sérieux, occupé tout entier des devoirs de sa profession, je lui dis qu'il est impossible qu'elle ait reçu de lui un pareil présent.

Elle en convient sans peine, et comme pour s'excuser de se trouver en si piteux cas, elle accuse son mari d'être un homme qui ne pense qu'à lui, qui, dans ses rapports avec elle, se satisfait avec une rapidité désolante, sans aucun préambule caressant, et la quitte aussitôt après, *comme si elle n'y était pour rien, et lorsqu'elle a eu à peine, de son côté, le temps de commencer.*

Qu'on se figure l'humiliation que doit ressentir une femme que son mari quitte au milieu de l'orgasme inassouvi!

Cette femme raconte qu'elle a fini par se montrer sensible aux avances que lui a faites un certain amoureux à beaux et grands sentiments, un vrai Céladon, un héros de *l'Astrée,* et que c'est lui qui lui a donné ces chancres.

Après avoir eu deux enfants au début de son mariage, elle m'avoua que son mari fraudait, et elle ajouta ces mots qui me frappèrent beaucoup : *Oh! monsieur, s'il n'avait jamais fraudé et qu'il m'eût fait un enfant tous les deux à trois ans, ces enfants m'auraient occupée, et je ne me serais jamais dérangée!*

J'ai observé plusieurs cas analogues, et constaté que rien ne dégoûte plus une femme de son mari, rien n'est plus capable de la pousser à l'adultère que la malencontreuse disposition d'un homme fraudeur qui se satisfait promptement, en quelque sorte bestialement, sans s'inquiéter de ce qu'éprouve une femme dont le système nerveux est beaucoup plus lent à s'ébranler, ou une créature à sentiments délicats dont la nature se révolte en présence de pareils procédés.

Il arrive même souvent que les maris ont l'imprudence, la sottise, de faire subir à leurs femmes des caresses rauduleuses lorsque celles-ci sont sous le poids d'une fatigue, d'un malaise, d'une souffrance. J'ai vu des femmes qui prenaient en aversion de pareils époux.

— Un homme de quarante ans était parvenu à posséder une jeune fille de vingt-deux ans en usant d'un artifice infâme : il l'avait plongée dans l'ivresse. L'opinion publique l'a même accusé d'avoir introduit dans les boissons un agent narcotique.

Une fois flétrie par ses premières approches, la jeune

fille lui appartint sans réserve, et pendant plusieurs années, ils eurent ensemble des relations frauduleuses; puis, on se décida au mariage, pour avoir des enfants. Une grossesse arriva; les organes fatigués ne purent la conduire qu'au sixième mois. La jeune femme éprouva une déception amère, un chagrin cuisant. Je la consolai en lui répétant que le mal était réparable.

Mais elle n'a pas conçu dans la suite, et alors sa fureur contre son séducteur n'a plus connu de bornes. Un jour, ce mari tombe gravement malade et me fait appeler. En me voyant entrer près de lui, sa femme s'écrie : *Vous êtes trop bon de vous déranger pour lui; laissez-le donc crever, ce sale animal!*

— Homme de cinquante-huit ans :

Femme beaucoup plus jeune.

Un seul enfant dans la première année du mariage.

Depuis sa naissance, fraudes continuelles et fréquentes. Mais cette habitude a surexcité chez la femme le sens génésique au plus haut degré, et, à mesure que le mari, se faisant vieux, rentre dans le calme, la femme, beaucoup plus jeune, se sent toujours embrasée du même feu. Elle corrompt un jeune et beau garçon de seize ans qu'elle avait à son service, et le dresse habilement aux fraudes génitales. Ces excès précoces altèrent la santé du jeune homme; il est pâle, languissant, a les yeux cerclés de noir.

Sa maîtresse m'appelle pour le visiter. Je trouve en elle une petite femme vive, dont les yeux, malgré ses quarante ans, dégagent encore des rayons de flamme. A quelques mots qu'elle laisse échapper, je soupçonne qu'il s'est passé entre eux des choses étranges. Je l'écrase de questions, et finis par lui faire confesser son infâme conduite. Pour s'excuser, elle me dit que ce garçon avait un tempérament bouillant, qu'il se serait perdu en courant après les filles de joie. Elle avait cru lui rendre service en donnant à ses passions un aliment sous le toit domestique, plutôt que de les laisser déborder au dehors. O Tartufe, où êtes-vous?

§ III. — DÉGÉNÉRESCENCE DES ENFANTS

Les enfants qui surviennent quand par hasard il y a fécondation dans les familles des fraudeurs présentent, eux aussi, un état fâcheux au point de vue des forces physiques et des facultés intellectuelles.

Dès leur naissance, ils sont prédisposés au rachitisme et à la scrofule; ils présentent une débilité de corps, une faiblesse de constitution qui offrent moins de résistance aux causes nombreuses de destruction dans le bas âge; ils n'arrivent pas à atteindre la taille normale, ils n'ont pas des facultés intellectuelles bien équilibrées, ils sont crétins ou idiots, enfin ils sont peu propres à la reproduction.

L'expérience prouve, dit le docteur Devay, que le but de la procréation est souvent atteint, malgré le mauvais vouloir et les efforts criminels du mari. Qui sait si les enfants, si souvent si faibles et si chétifs, ne sont pas le fruit de ces actes incomplets et anormaux, où la nature outragée et plus ou moins frustrée semble devenue impuissante à former des êtres parfaits, et qui sait encore si, momentanément privée de sa force plastique et créatrice, la nature ne pourrait pas créer quelquefois des anomalies ou des monstruosités par défaut?

Enfin, l'augmentation toujours croissante des naissances du sexe féminin reconnaît pour cause la faiblesse relative du père, qui est due trop souvent à l'habitude des fraudes.

§ IV. — EXTINCTION DE LA FAMILLE

« L'extinction d'une famille, dit Tourdes, est souvent la conséquence fatale de la limitation volontaire du nombre des enfants. Une famille qui se propage par un ou deux rejetons, a peu de chances de durée ; il faut un bien petit nombre de générations pour rencontrer la chance funeste de la mort ou de la stérilité. »

Rien n'est plus triste qu'un intérieur de famille sans enfants, surtout s'il en est venu dans les premiers temps du mariage, et que la mort les ait ravis dans la suite ; et quand, après la perte de ces enfants, une longue pratique des fraudes a rendu les organes de la femme incapables de nouvelles conceptions, le remords se joint à la douleur, et la position des époux devient affreuse.

Dieu fit, dans sa bonté, touché de nos misères,
Le rire des enfants pour les larmes des mères.

— Deux époux avaient un fils unique de 19 ans. Une fièvre grave vient le leur ravir. Le mari n'avait fait que cet enfant par calcul, afin qu'il restât aussi riche que son père. Il avait eu recours aux rapports frauduleux, malgré les protestations de sa femme qui désirait vivement une fille.

Leur enfant mort, vainement ils essaient d'en procréer un autre.

Alors cette mère désespérée perd la tête. Elle passe sa vie à jeter au front de son mari les reproches les plus sanglants : « Vous êtes un monstre, lui dit-elle tous les « jours ; vous n'avez pas voulu avoir plusieurs enfants ; « vous disiez que vous n'aviez pas les moyens de les « nourrir et de les élever, tandis que vous nourrissiez et « éleviez des chiens et des chevaux. C'est bien fait ! « Dieu vous a puni ! »

— Époux ayant eu coup sur coup, après le mariage, deux beaux enfants, un garçon et une fille. Ils s'en tiennent là et fraudent.

Ces enfants grandissent, deviennent magnifiques ; les parents les montraient avec orgueil. L'aîné avait quinze ans, lorsqu'une fièvre scarlatine vient les faire mourir tous les deux dans la même semaine. Le père les suit bientôt, enlevé par une pneumonie.

Je n'ai jamais vu de chagrin pareil à celui de la mère, restée seule au monde. Dix ans après la mort de ses en-

[1] Legouvé.

fants, quand je rencontrais cette Rachel éplorée, je voyais un ruisseau de larmes jaillir de ses yeux.

DANGERS ET INCONVÉNIENTS DES FRAUDES POUR LA SOCIÉTÉ

Les fraudes génésiques sont nuisibles à la société, de deux façons :

Elles sont une cause de démoralisation ;

Elles opèrent une diminution notable dans l'accroissement de la population.

Nous laisserons de côté ce dernier cas qu'il est facile de constater en consultant les statistiques, et nous parlerons rapidement du premier.

Les pratiques frauduleuses favorisent beaucoup le libertinage.

Tel qui ne voudrait pas séduire une femme à la condition d'avoir avec elle des rapports réguliers, susceptibles d'entraîner tous les embarras d'une grossesse, n'hésitera pas, s'il est habile fraudeur, à pousser avec cette femme la séduction jusqu'à ses dernières conséquences, moins la fécondation. La pratique des fraudes est donc un des plus grands entraînements à la débauche. Le tableau des maux qu'elles engendrent doit donc en éloigner, et favoriser les rapports licites et réguliers ; c'est une grande leçon de morale et d'hygiène sociale.

En effet, le respect de la femme est un des signes caractéristiques de la grandeur morale des sociétés.

La pratique des fraudes est démoralisatrice par la facilité qu'elle donne de se livrer à l'inconstance, d'entretenir plusieurs maîtresses à la fois. On prend ainsi le goût et l'habitude des voluptés sensuelles; la femme arrive peu à peu à l'adultère, et même avant qu'elle en vienne là, le mari se détache d'elle; comment, d'ailleurs, respecter une femme lascive? Elle est sur le chemin de la prostitution et de l'infamie.

Les pratiques frauduleuses entre amants sont un des grands obstacles au mariage. Lorsqu'une fille a laissé prendre avec elle de pareilles licences à l'homme qu'elle aurait désiré pour époux, celui-ci, dont la passion est satisfaite, n'ayant aucune estime pour la créature qu'il a flétrie, se garde bien de l'épouser; de là, un grand nombre d'existences perdues, d'avenirs brisés.

La pratique des fraudes émousse le sens moral chez ceux qui s'y livrent, et les rend moins scrupuleux pour commettre d'autres fautes. Les comptes-rendus de la justice criminelle font voir que les grands coupables ont pour complices des concubines dont ils ont rarement des enfants, parce qu'ils mettent en usage les fraudes génésiques.

Enfin, les fraudes ont pour la société ce grave inconvénient que, souvent, un homme épuisé et usé par une longue pratique de ce vice se décide, pour faire une fin, à se marier, et que cet homme ne procrée que des enfants chétifs et malingres.

La place nous manque pour examiner les moyens propres à remédier à cette plaie qui nous envahit ; disons simplement qu'à défaut de la loi civile, muette sur ce point, et de la loi religieuse dont la voix n'est plus guère écoutée, l'humanité devait prendre conseil de son propre intérêt. Le *célibat* et les *excès de puerpéralité* sont également dangereux ; faire connaître à quel prix s'obtient la limitation volontaire de la fécondité serait donc le moyen le plus sûr d'arrêter le mal ; or, je n'aperçois que deux voies qui puissent conduire à ce résultat : l'enseignement de la presse et celui des écoles de médecine.

Nous rappelons ce que nous avons dit dans notre préface, que cet ouvrage est le complément de notre *Guide de la femme;* nous y renvoyons donc nos lecteurs qui désirent avoir des renseignements complets pour la *stérilité* et les *fraudes ;* pour la *syphilis,* que nous n'abordons pas ici, parce que ses effets sont identiques pour les deux sexes ; et pour les chapitres de l'*Appareil* et de la *Fonction de l'appareil urinaire ;* la seule différence qui existe dans l'appareil urinaire chez l'homme et chez la femme, c'est le *canal de l'urètre,* plus court chez la femme, et distinct des organes génitaux, tandis que, chez l'homme, il est commun aux organes urinaires et à ceux de la génération.

FIN

TABLE DES MATIERES

Typ. Lahure, rue de Fleurus, 9, à Paris.

Typographie Lahure rue de Fleurus, 9, à Paris.